CHRISTIANE KRIEG • ABBAS SCHIRMOHAMMADI

HEILIGER CACAO

Entdecke das herzöffnende schamanische Ritual

Anleitung zu den 40 Karten

Schirner Verlag

Wir verzichten auf das Einschweißen unserer Kartensets – **UNSERER UMWELT ZULIEBE!**

ISBN 978-3-8434-9223-2

Christiane Krieg & Abbas Schirmohammadi
Heiliger Cacao
Entdecke das herzöffnende schamanische Ritual

1. Auflage April 2024

Box, Karten & Begleitbuch: Hülya Sözer, Schirner,
unter Verwendung von # 2014842677 (© cosmicanna),
1900142146 (© xpixel), # 2146054463 (© cosmicanna),
424957249 (© Chiociolla), # 503958964 (© Gryva) und
727057522 (© xpixel), www.shutterstock.com
Lektorat: Bastian Rittinghaus, Schirner
Printed & bound by: Ren Medien GmbH, Germany

www.schirner.com

WILLKOMMEN ZU DEINER MAGISCHEN SCHAMANISCHEN CACAO-ZEREMONIE!

Ein Becher köstlichen warmen Cacaos und deine persönliche Me-Time rufen dich.
Zeremonieller Roh-Cacao schenkt dir eine Auszeit vom Alltag, eine Unterstützung bei Ritualen und der Bewusstseinsarbeit sowie einen Raum voller Geborgenheit – in dir und um dich herum. Mit diesem Kartenset wollen wir dich auf eine wundervolle Reise mitnehmen, dir Impulse geben für spirituelle Körper- und Seelenarbeit, für tiefe Reflexion und Klarheit in deiner Herzensvision. Lasse dich durch die Tipps, Meditationen und Übungen inspirieren, und kreiere deine ganz eigene Zeremonie mit der Schamanenpflanze »Mama Cacao«!

Kaum eine Pflanze stärkt die weibliche Energie so kraftvoll wie der Cacao-Baum. Bei den Maya wurde er als Pflanzengöttin verehrt, »Königin Cacao, Göttin der Fruchtbarkeit, der Erde und des Glücks«. Im Laufe der Zeit wurde daraus »Mama Cacao«. Diese Bezeichnung der Pflanzengöttin betont ihre mütterlichen, weiblichen, wärmenden Aspekte und ihre Rolle als Hüterin und Versorgerin.

Wir leben in der Dualität. Um eine ganzheitliche Erfahrung zu machen, benötigen wir Gegensätze: Wir können das Leben nicht ohne den Tod erfahren, die Nacht nicht ohne den Tag und Urvertrauen nicht ohne Ängste. Genauso gibt es die weibliche und die männliche Energie, die für verschiedene Facetten des

Seins stehen und möglichst ausgewogen gelebt werden sollten. Die weibliche Energie (Yin) ist ruhig, passiv, introvertiert, haltend, intuitiv, erschaffend, heilend, nährend, genießend und entspannend. Sie steht für das Innehalten, Empfangen, Träumen, für Dunkelheit, Visionen, Hingabe und Loslassen, Gemeinschaft, Urvertrauen und Kreativität.
Genau diese wundervollen Qualitäten trägt der Cacao mit den Ritualen in unser Leben. Er wirkt sanft herzöffnend, euphorisierend, bringt uns in die Liebe, berührt auf Seelenebene, stärkt die unteren Energiezentren, die für Kreativität und Urvertrauen stehen, und kann emotionale Blockaden lösen. »Mama Cacao« unterstützt uns bei Visionsreisen, Yoga-, Atemübungen und kontemplativen Auszeiten.

HINTERGRÜNDE ZUM CACAO

Die Pflanze mit ihren wertvollen Bohnen begleitet besondere Übergänge im Leben, wird für verschiedenste Feste verwendet und unterstützt Zeremonien indigener Kulturen seit jeher.

Ursprünglich kommt die Cacao-Pflanze aus dem Gebiet um den Amazonas. Von dort breitete sie sich nach Mexiko aus und gelangte zum Volk der Maya. Dort wurden erste Spuren von vor mehr als 5500 Jahren nachgewiesen. Die Azteken nutzten den Cacao als Zahlungsmittel. Über den Handel mit den Spaniern fand das »Braune Gold« langsam auch den Weg in europäische Becher und schließlich in Schokoladentafeln.
Doch der Roh-Cacao bietet viel mehr als das teils stark verarbeitete Produkt, das wir von Kindesbeinen an als Trinkpulver

kennen. Ursprünglich wurden die Cacao-Bohnen lediglich fermentiert, sodass die vielen wertvollen Inhaltsstoffe erhalten blieben, und mit warmem Wasser angerührt.

Cacao – ein Geschenk der Götter

Die Maya und andere Ureinwohner Mexikos sahen Cacao als ein Geschenk der Götter an und verehrten ihn. Noch heute nutzen indigene Völker eine Cacao-Zeremonie bewusst, um sich mit Mutter Natur zu verbinden, ihren Rat einzuholen und Harmonie herzustellen. Die Kraft des Cacaos baut Brücken von Herz zu Herz und erdet.

Eine südamerikanische Weissagung lautet: »Mama Cacao wird ihre Heimat verlassen und in die Städte kommen, wenn es Zeit ist, die Herzen der Menschen zu öffnen und ihnen zu helfen.« Diese Zeit ist offenbar längst angebrochen, sodass auch hierzulande immer mehr Menschen Cacao-Zeremonien in ihre Retreats, in Achtsamkeits- und Bewusstseinskurse oder in ihren Alltag einbauen. So kommt dieses alte sinnliche Ritual bei uns an und gewinnt stark an Aufmerksamkeit und Bedeutung.
Es ist an der Zeit, uns wieder an unsere ureigene Essenz zu erinnern: Cacao ist Liebe und bringt dich in die Liebe! Die Welt braucht Menschen mit geheiltem Herzen, die andere an die Hand nehmen und ihnen den Weg der ganzheitlichen Bewusstwerdung zeigen. Sie braucht mehr denn je mitfühlende Menschen mit liebevollen Herzen, die einander wahrnehmen und halten können, die ihre Herzensvisionen leben und sich aus alten Zwängen und Mustern befreien.

Cacao lässt dich fühlen, wie stark du mit deinen Ahnen sowie der Natur verbunden bist. Und wie wichtig es ist, in Balance mit allem zu leben. Diese (Rück-)Besinnung hilft, im Kollektiv Heilsames zu bewirken.

Cacao ist heute überall auf der Welt beliebt, doch nur wenige wissen, dass er eine uralte spirituelle und lehrende (Schamanen-/Naturmedizin-)Pflanze ist. Cacao kann unser Bewusstsein für die universellen Weisheiten öffnen. In ihm wohnt ein besonderer Geist. Die Pflanzenseele hüllt uns in ein Gefühl von Geborgenheit ein, umarmt uns sanft und unterstützt bei Visionsreisen oder der Arbeit mit dem Inneren Kind. Die Pflanzenseele oder Deva des Cacaos schenkt uns einen sicheren Raum und hilft dabei, uns unserer Gefühle, Bedürfnisse sowie Blockaden bewusster zu werden.
Unternimm eine Reise zu dir selbst, und gestalte deine magische schamanische Cacao-Zeremonie. Sie ist wie eine aktive Meditation. Trinke dich glücklich!

Cacao – ein Geschenk der Natur

Die Bohnen verfügen über mehr als 300 Inhaltsstoffe, von denen viele eine positive Wirkung auf die Gesundheit haben, z.B. Mineral- und Vitalstoffe wie Kalzium, Magnesium, Eisen, Antioxidantien, Flavonoide, ungesättigte Fettsäuren und Aminosäuren. Der hohe Eisengehalt ist vielleicht ein Grund dafür, warum besonders Frauen während ihrer Monatsblutung gern zur Schokolade greifen. Intuitiv wählen sie das, was der Körper gerade benötigt.

Im Cacao findet sich auch Theobromin, was übersetzt »Speise der Götter« heißt. Dieser Stoff regt das Herz an, sorgt dafür, dass sich die Gefäße weiten, und hat eine stimulierende Wirkung. Dies sorgt für positive Gefühle bis hin zur Euphorie. Guter Roh-Cacao fördert Durchblutung, Konzentration und Fettstoffwechsel, wirkt der Alterung der Haut entgegen und kann den Blutdruck senken. Und ganz wichtig: Cacao hellt die Stimmung auf und macht glücklich. Er hat eine herzöffnende Wirkung und umarmt dich mit völliger Geborgenheit.

Eine Studie aus dem Jahr 2022 zeigt, dass der tägliche Verzehr von dunkler Schokolade präbiotische Effekte hat und z.B. Angstzustände und Depressionen lindern kann. Aber nicht nur die Stimmung kann Roh-Cacao positiv beeinflussen, sondern auch die Gehirnfunktion und das Gedächtnis. Die enthaltenen Flavonoide tragen dazu bei, die kognitive Leistungsfähigkeit zu steigern, insbesondere bei älteren Menschen.

Einige der wertvollen Inhaltsstoffe sind:

- Anandamid: Neurotransmitter, hellt die Stimmung auf
- Arginin: Aminosäure, senkt den Blutdruck, weitet die Gefäße
- Eisen: Spurenelement, fördert Sauerstoffversorgung, Blutbildung und Immunfunktion
- Flavonoide: Antioxidantien, positive Auswirkungen auf das Herz-Kreislauf-System
- Kalium: Mineralstoff, wichtig für Regulation von Wasserhaushalt und Blutdruck, unterstützt Muskel- und Nerventätigkeit
- Kalzium: lebenswichtiger Mineralstoff, stärkt Skelett, Knochen und Zähne, stabilisiert die Zellwände

- Magnesium: lebenswichtiger Mineralstoff, stärkt Knochen und Zähne, reguliert die Bewegungen der Muskeln, wichtig für Aufrechterhaltung von Enzymreaktion und Energiestoffwechsel, sorgt dafür, dass die Muskulatur nach Anstrengung entspannt und gelockert wird
- Serotonin: »Glückshormon«, sorgt für Ruhe, Gelassenheit und Zufriedenheit, dämpft Hunger, Angst und Kummer
- Theobromin: strukturverwandt mit Coffein, wirkt anregend, aber milder und dauerhafter, hellt die Stimmung auf
- Tryptophan: essenzielle Aminosäure, stimmungsaufhellend, beruhigend
- Vitamin E: Antioxidans, deaktiviert freie Radikale, ist ein wichtiges Zellschutzvitamin
- Zink: lebenswichtiges Spurenelement, fördert Wundheilung, Immunabwehr und Wachstum, sorgt für schöne Haare und Haut, wirkt antioxidativ

Was den zeremoniellen Roh-Cacao ausmacht, sind die Verwendung hochwertiger, alter Sorten sowie Achtsamkeit bei Anbau und Herstellung. Die Bohnen werden fermentiert, um sie haltbar zu machen und den bitteren Geschmack abzumildern, und getrocknet. Sie sollten aber nicht stark geröstet werden. Der gemahlene zeremonielle Cacao ist als Rohmasse in Block-, Brocken- oder Dropsform erhältlich.

Die übliche Dosis Roh-Cacao für einen Becher liegt bei etwa 30g. Ab 60g kann es zu gesundheitlichen Beschwerden wie Herzrasen, Schweißausbrüchen und Kopfschmerzen kommen. Achte deshalb immer auf die empfohlene Höchstmenge für einen Tag bzw. ein Ritual, und sei achtsam mit dir und deinem

Körper. Sehr sensible Menschen spüren schon ab 15 g Roh-Cacao seine herzöffnende, euphorisierende Wirkung. Taste dich am besten langsam und mit behutsamen Schlucken über eine längere Zeit an die Menge heran, die für dich richtig ist. Schwangere sowie Menschen mit Herzproblemen, Depressionen oder Epilepsie sollten vor dem Genuss ärztlichen Rat einholen, auch zu möglichen Reaktionen im Zusammenspiel mit bestimmten Medikamenten.

DIE CACAO-ZEREMONIE

Deine Cacao-Zeremonie kannst du für dich allein, bei einem Familientreffen, einer Feier, zu zweit oder in einer liebevollen Gruppe Gleichgesinnter durchführen. Empfehlenswert ist, 2–3 Stunden vorher nichts oder nur etwas Leichtes zu essen, dafür viel stilles Wasser zu trinken, weil der Cacao entgiftet und entwässert. Erschaffe einen heiligen Raum. Entscheide, was dein Hauptanliegen und Thema für dein Ritual ist oder wobei dir das herzöffnende Wesen Mama Cacaos helfen soll.

Es gibt keinen vorgeschriebenen Ablauf. Du kannst dir eine kürzere Auszeit nehmen, z. B. am Tagesbeginn oder Tagesende, um mit einem Becher warmem Cacao zu reflektieren oder in deine Mitte zu kommen. Genauso ist es möglich, größere Zeremonien in einer Gruppe zu begehen, z. B. draußen in der Natur mit Tanz, Musik, Trommeln, Gesang, Yoga-Übungen, Meditationen und gemeinsamen Ritualen, die dadurch eine besondere Kraft und Stärke erhalten. Auch als Begleitung für Hochzeiten und andere Feste eignet sich das Cacao-Ritual. Da es eine

Öffnung des Herzens und des Bewusstseins bewirkt, kannst du dich auf tiefgründige, innige Gespräche freuen.

Leitfaden für dein Cacao-Ritual

- Gestalte einen schönen Rahmen, lasse Musik laufen, räuchere, oder zünde Kerzen an.
- Lege die Zutaten bereit, und wiege die Menge Roh-Cacao ab: pro Person etwa 30 g. Vorsicht: Über 60 g könnten Kopfschmerzen, Herzrasen oder andere körperliche Beschwerden verursachen.
- Erwärme pro Person 200–250 ml Wasser oder Pflanzendrink auf etwa 50–60 °C (Milch kann der entzündungshemmenden Wirkung des Cacaos entgegenwirken und schwingt energetisch niedriger).
- Rieche am Roh-Cacao, fühle ihn, und halte ihn vor dein Herz. Sprich deine Einladung, deine Fragen und deine Intention aus, während du das Getränk zubereitest.
- Genieße den fertigen zeremoniellen Cacao achtsam, und gestalte dein weiteres Ritual.
- Sei offen für alles, was passiert. Vielleicht läuft deine Zeremonie ganz anders ab, als du sie geplant hattest.

Christianes Lieblingsrezept

- 30 g zeremonieller Roh-Cacao
- 200 ml Hafermilch
- 50 ml Wasser
- 1 Prise Kokosblütenzucker oder etwas Dattelsirup
- 1 Msp. Zimt, Wüstensalz, Muskat, Kardamom, Vanille, Chili und Tonkabohne

Tipp: Mit einem Quirl, z. B. dem traditionellen, handgefertigten Molinillo aus zertifiziertem Holz, wird Cacao besonders cremig. Drehe den Molinillo zwischen den Handflächen hin und her, bis dein Cacao die gewünschte Konsistenz hat.

Bereits die Zubereitung ist ein wichtiger Teil des Rituals und sollte in einem meditativen Zustand durchgeführt werden. Rasple zunächst den Cacao mit einer feinen Reibe bzw. zerbrösle ihn mit den Fingern. Dabei kannst du dich intuitiv in das Herkunftsland und die Sorte einfühlen. Dann erwärme langsam die Flüssigkeiten. Sie sollten nicht kochen, damit die wertvollen Inhaltsstoffe erhalten bleiben und der Cacao cremig wird. Du kannst energetisiertes Wasser verwenden, z. B. Heilsteinwasser. Gib die weiteren Zutaten mit den Händen hinein. Fange am besten zurückhaltend an, und würze lieber später nach.
Lade beim Umrühren Mama Cacao ein und bedanke dich bei ihr. Gib deine Intention in den Cacao, deine Fragen und Anliegen für die Zeremonie, damit sich im Ritual die Antworten zeigen können.

Hinweis: Verstaue deine Cacao-Vorräte sorgfältig, falls Tiere oder kleine Kinder im Haus wohnen. Für (Haus-)Tiere kann Cacao tödlich sein, weil sie Theobromin, Coffein und Theophyllin nicht oder anders im Körper abbauen.

Die 40 Karten dieses Sets sollen dich in deiner Cacao-Zeremonie mit verschiedensten Elementen begleiten: Wissen rund um den Cacao, bewusstseinsfördernden Meditationen, schamanischen Ritualen und Übungen sowie tiefgründigen Botschaften.

SO NUTZT DU DIE KARTEN

Vor dem ersten Gebrauch, nach der Anwendung in einer Gruppe und nach dem Verleihen der Karten solltest du sie energetisch reinigen. Dazu gibt es verschiedene Möglichkeiten:

- Räuchern: Nimm die Karten aus der Schachtel, und fächere sie auf. Dann führe eine Reinigungsräucherung durch, z. B. mit Weißem Salbei, damit alle energetischen Fingerabdrücke abgelöst werden. Lasse den Rauch um die Karten herum wirken und die Atmosphäre klären.
- Herzreinigung: Halte das ausgepackte Set an dein Herz, und bitte um die lichtvolle Reinigung der Karten mit deiner Herzensenergie, sodass alle Fremdenergien und Emotionen aufgelöst werden. »Jetzt!«
- Halte die Karten in empfangender Haltung in beiden Händen, und richte folgende Bitte an die lichtvolle Quelle allen Seins: »Ich bitte darum, die Karten von allen Energien zu befreien, die nicht der göttlichen Liebe entsprechen. Jetzt!«
- Nutze ein für dich stimmiges Reinigungsritual bzw. deine persönlichen Reinigungsworte.

Vor dem Ziehen kannst du ein Anliegen bzw. Fragen formulieren. Denke dabei an die Kraft und die Unterstützung von Mama Cacao, fühle die Energie und Verbindung zur Pflanze:

- »Welche Botschaft, welchen Impuls hast du für mich?«
- »Was kann ich heute umsetzen und in mein Ritual einbringen? Welche Elemente, Meditationen, Übungen und Tipps sind heute geeignet?«
- »Was braucht meine Seele oder mein Körper heute?«
- »Worauf sollte ich besonders achten?«

Nun kannst du die Karten als Inspiration für die Ausgestaltung deiner Cacao-Zeremonie nutzen. Auch dabei gibt es verschiedene Möglichkeiten:

- Mische die Karten, lege sie aus, und bitte um Fügung und Führung zum für dich bzw. die Gruppe passenden Impuls zu deiner Zeremonie.
- Ziehe mehrere Karten für deine Zeremonie mit der Intention, dass sich die Impulse zeigen, die heute mit einfließen sollen. Du kannst dich auch vorher in die Anzahl der zu ziehenden Karten hineinfühlen und danach entsprechend auswählen.
- Lies alle Karten in Ruhe durch, und wähle aus, was du heute ansprechen, einbeziehen und vertiefen möchtest.
- Lege den gemischten Kartenstapel vor dich. Ziehe die oberste Karte, lies sie durch bzw. vor, und schiebe sie dann unter die übrigen Karten. Jede Karte darf so viel Raum einnehmen, wie es sich für dich bzw. die Gruppe gut anfühlt. Nach Zeit, Lust und Laune kann du so viele Karten von oben ziehen, wie du möchtest. Du kannst dabei die Karten, mit denen du besonders in Resonanz gehst, auch auf einen Extraplatz legen.
- Ziehe intuitiv einen Tagesimpuls für eine Übung, eine Meditation oder Wissen rund um den zeremoniellen Cacao.

Wie bei der Gestaltung deiner Cacao-Zeremonie gibt es auch beim Gebrauch der Karten keine festen Vorgaben. Sie bieten viele Möglichkeiten, die Wirkung des Roh-Cacaos für deine Bewusstseinsarbeit, als Me-Time oder Entwicklungszeit zu nutzen.

ZUM SCHLUSS

Schaue dankbar und liebevoll auf dich und deinen Weg. Nimm die Verbindung zu Mutter Erde wieder bewusst auf, und lasse dich in ihrem Schoß wiegen. Fühle dich geborgen, und genieße die Fülle, die überall in der Natur und damit auch in deinem Leben ist. Wir wünschen dir alles Liebe und ein Leben voller Freude, Erkenntnisse, Wachstum und Erfüllung!

Von Herzen
Christiane & Abbas

DANKSAGUNG

Ein großes Dankeschön zu sagen an all diejenigen, die das Projekt »Heiliger Cacao« begleitet, unterstützt und gefördert haben, ist uns ein Herzensanliegen.
Danke an Heidi und Markus Schirner für das Vertrauen und das In-die-Welt-Hinaustragen! Für tolle Impulse und großartige Arbeit Danke an unseren engagierten Lektor Bastian Rittinghaus sowie an unsere Grafikerin Hülya Sözer!

ÜBER DIE AUTOREN

CHRISTIANE KRIEG

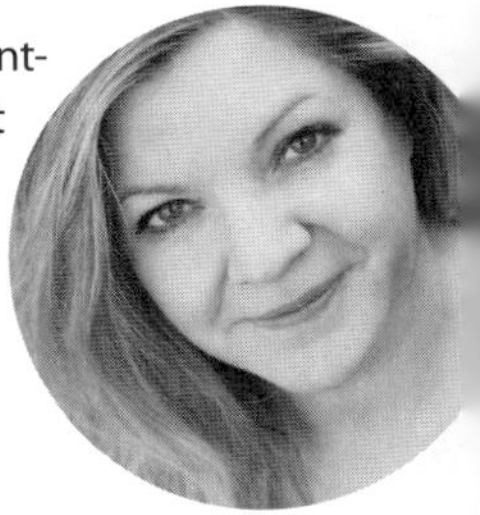

»Ich möchte dir gern auf deinem Weg der Entwicklung helfen, Impulse geben und dich mit meinen medialen Fähigkeiten unterstützen. Ich bin für dich da, wenn du dein inneres Wissen entfalten, deine Berufung leben, in deine vollständige spirituelle Kraft und in die Leichtigkeit des Seins finden möchtest.«

Christiane Krieg ist tätig als Coachin, Tierkommunikatorin, Medium, Autorin und schamanisch Praktizierende mit den Schwerpunkten Ausbildung in Tierkommunikation und Core-Schamanismus, Persönlichkeitsentwicklung durch Seelengespräche und Akasha-Chronik-Lesungen, schamanische Reisen, Lichtkörper- und Ahnenarbeit sowie Quantenheilung. Ihr Kundenkreis reicht weit über die Landesgrenzen hinaus.

www.christianekrieg.com
info@christianekrieg.com

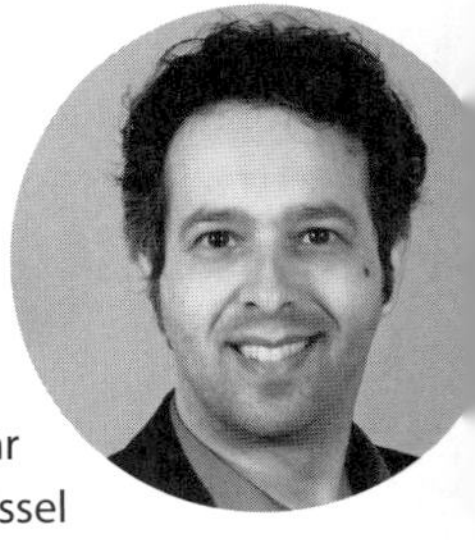

ABBAS SCHIRMOHAMMADI

»Ich möchte dich auf deinem Lebensweg mit viel Liebe, Aufmerksamkeit und Zielbewusstsein begleiten. Mein Wissen und meine Erfahrung gebe ich eins zu eins an dich weiter. Sei dir immer bewusst, dass du etwas sehr Wertvolles bist. Positive Thinking ist der Schlüssel zu mehr Erfolg und Glück. Mögen unser Cacao-Kartenset und die dazugehörige CD dir viel Gutes bringen.«

Abbas Schirmohammadi ist Chefredakteur mehrerer Gesundheitsmagazine. Der Heilpraktiker für Psychotherapie, Coach und Mediator unterstützt seine Klientinnen und Klienten bei der Problemlösung und Persönlichkeitsentwicklung. Er hat bereits viele erfolgreiche Bücher, Audio-CDs und Kartensets veröffentlicht und zählt seit über einem Jahrzehnt zu den bekanntesten Gesundheitsexperten Deutschlands.

www.abbas-schirmohammadi.de
www.gesundheits-cds.de
kontakt@abbas-schirmohammadi.de

Eine gefühlvolle, meditative Begleitung zu deiner Zeremonie

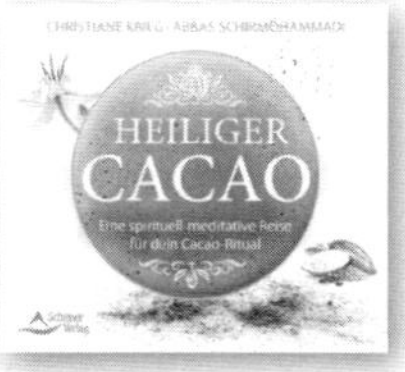

Christiane Krieg & Abbas Schirmohammadi:
Heiliger Cacao
Eine spirituell-meditative Reise für dein Cacao-Ritual

Audio-CD, ca. 70 Min.
ISBN 978-3-8434-8447-3

Schirner Verlag

Eine kleine und wirkungsvolle

Meditation,

die du immer anwenden kannst,
um zur Ruhe zu kommen:

Einatmend bin ich mir bewusst,
dass ich einatme …
Ausatmend bin ich mir bewusst,
dass ich ausatme …

Begleite deinen Atem mit diesen Gedanken. Lasse deinen Atem dabei ganz natürlich strömen, ohne ihn zu beeinflussen.

Richte deine Aufmerksamkeit
auf den Boden, der dich trägt.
Werde dir bewusst, dass du immer
von ihm getragen wirst. Schau
nach unten und werde dir des
Untergrunds bewusst, auf dem du
sitzt, stehst oder gehst. Spüre das
Getragensein. Kannst du der

Erde

unter dir vollkommen vertrauen?
Oder hältst du dich unnötig fest?

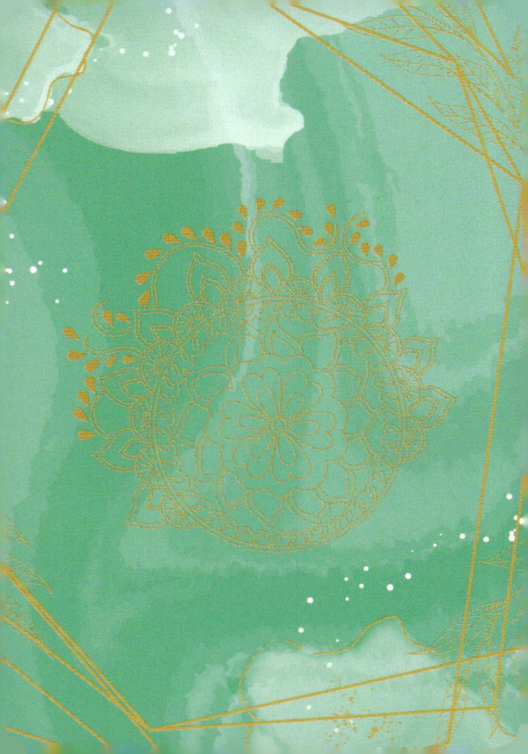

Was immer du jetzt gerade
vorhast, was immer du
als Nächstes tun wirst – tue es

langsam

und ganz bewusst.
Ob du Geschirr spülst, durch den
Supermarkt gehst, Auto fährst,
dich duschst oder anziehst …
Nimm das Tempo aus deinem
Alltag und beobachte,
was sich dadurch verändert.

Spüre den Kontakt
deine Füße zum

Boden.

Wo genau kannst du
die Berührungen fühlen?
Was spürst du? Wo kannst du
den Kontakt am besten
wahrnehmen – am linken oder
rechten Fuß, an den Fersen
oder an den Fußballen …?
Fühlen sie sich kalt oder
warm an? Lenke deine ganze
Achtsamkeit auf deine Füße.

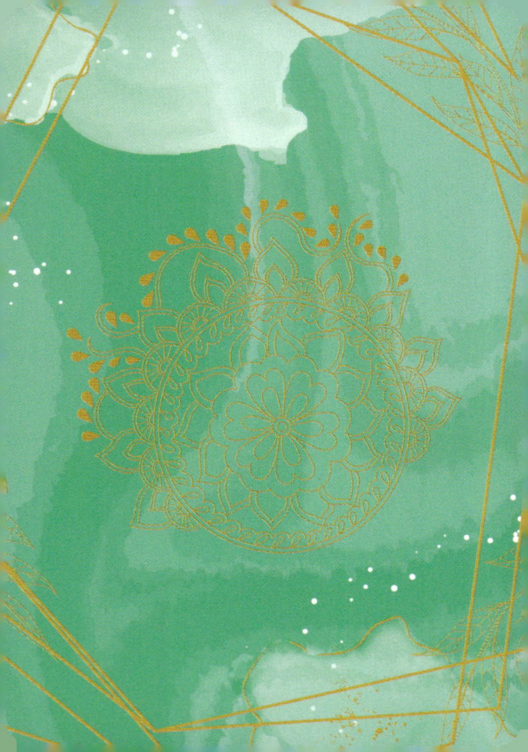

Menschen und Dinge kommen
und gehen. Auch Probleme,
Krisen oder Aufgaben
kommen und gehen.
Mache dir die

Vergänglichkeit

bewusst.
Das Leben ist wie ein Fluss –
nichts bleibt, wie es ist.
Ist das ein belastender
Gedanke für dich?
Oder hat das nicht
auch etwas Beruhigendes?

Stärkende MANTRAS

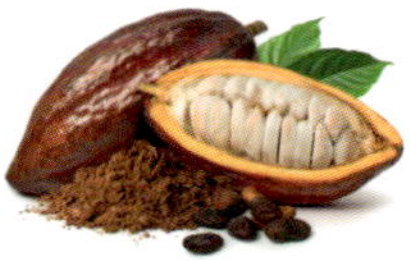

Komme in einen meditativen Zustand,
und gib deinem Geist Raum.

Stärkende MANTRAS

Singe in einer einfachen Melodie hingebungsvoll immer dieselben Sätze. Dabei gibt es kein Richtig oder Falsch. Die stärkenden Worte und dein Gesang führen dich in einen wundervollen meditativen Zustand. Verlasse die Verstandesebene, sei im Moment, und komme ganz bei dir an.

Ein Mantra ist Klang mit spiritueller Kraft. Du kannst den Urklang OM singen oder Kraft gebende Sätze, die dir in den Sinn kommen. Wiege dich dabei in einem natürlichen, intuitiven Rhythmus hin und her. Beispiele für einen heiligen Vers oder ein Gebet sind:

- »Mögen alle Wesen in allen Welten glücklich und frei sein. Mögen alle meine Worte, Taten und Gedanken zu ihrem Glück und ihrer Freiheit beitragen.« (Lokah Samastah Sukhino Bhavantu)
- »Ich verneige mich vor dem Licht in mir. Ich bin. Liebe.«

Beende das Mantra, wenn du den Impuls dazu hast oder die Zeit um ist, die du dir gesetzt hast.

EINLADUNG an MAMA CACAO

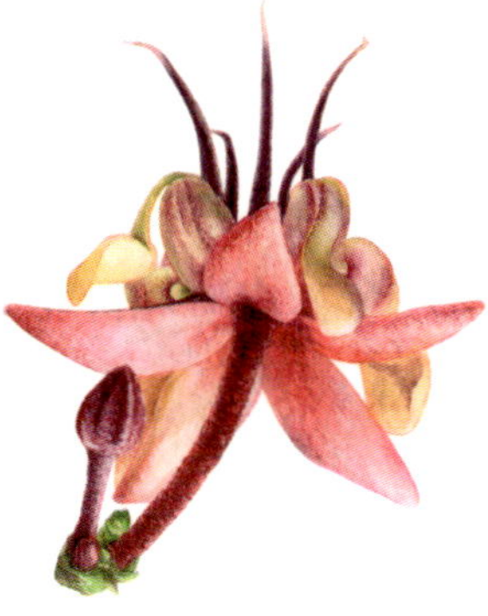

Lade die Kraft der Cacao-Pflanze
zu dir ein, und öffne dein Herz
für ihre Magie.

EINLADUNG an MAMA CACAO

Nimm den Roh-Cacao in deine Hände, und halte ihn vor deine Brust. Bitte Mama Cacao, zu dir zu kommen. Bedanke dich für ihre Präsenz, und rasple langsam den Cacao. Gib ihn mit den Händen behutsam in die warme Flüssigkeit. Singe, summe oder sprich deinen Segen und deine Intention für die Zeremonie aus.

Rühre den Trunk um, und gib gute Gewürze hinzu. Nimm den betörenden Geruch und den warmen Braunton in dich auf. Begegne Mama Cacao, und erlebe, wie sich die Energie um dich herum verändert. Sie erschafft einen angenehmen, lichtvollen und haltenden Raum für dich. Deine Intention webt die Magie und den Zauber für alles Weitere.

Mama Cacao ist deine Verbündete, eine Wächterin aus der ursprünglichen, prachtvollen Naturlandschaft. Sie erdet dich bereits während der meditativen Zubereitung. Heiße sie dabei von Herzen willkommen!

Begegnung mit deinem TIERLEHRER

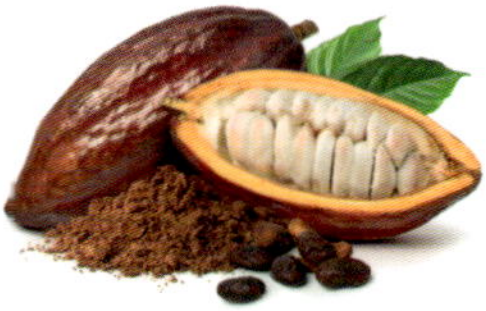

Die Geistige Welt steht dir immer mit Rat und Energie zur Seite.

Begegnung mit deinem TIERLEHRER

Mache es dir bequem, lege Schreibzeug bereit, lasse dich von entspannender Musik oder einem schamanischen Trommelrhythmus begleiten, und nimm zwei achtsame Schlucke des warmen Cacao-Getränks. Schließe deine Augen, und bitte deinen Tierlehrer (ein dich unterstützendes geistiges Wesen in Tiergestalt) zu dir.

Betritt gedanklich eine ursprüngliche Landschaft, und blicke dich um. Sobald du eine Tiergestalt siehst oder spürst, frage dreimal, ob es dein Tierlehrer ist. Sonst gehe weiter, und halte Ausschau. Rufe ihn dann noch einmal klar zu dir.

Wenn du deinen Tierlehrer gefunden hast, tausche dich mit ihm aus und stelle deine Fragen. Ihr dürft durch seinen Lebensraum wandern oder miteinander verschmelzen – so kannst du seine Kraft und Stärke spüren und in dich aufnehmen. Sobald für heute alles übermittelt ist, bedanke und verabschiede dich, und komme zurück ins Hier und Jetzt. Öffne deine Augen, und schreibe auf, was du erfahren hast.

UMARMUNG des Inneren Kindes

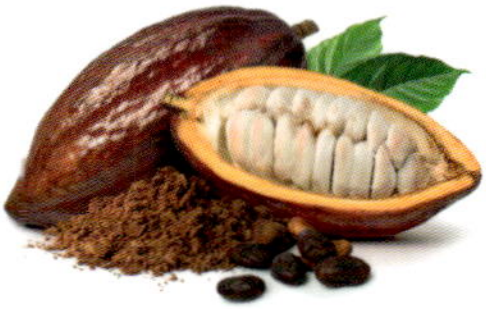

In dir vereinst du alle Aspekte deines Seins. Deine kindlichen Anteile warten auf eine liebevolle Annahme und Umarmung, um zu heilen.

UMARMUNG des Inneren Kindes

Halte den Cacao-Becher vor dein Herz, trinke, und spüre, wie Mama Cacao dich heilsam nährt. Schließe deine Augen, und begegne einem gekränkten Aspekt aus deiner Kindheit, der jetzt gesehen werden möchte. Gehe in die Annahme und Eigenverantwortung. Akzeptiere, was da ist, damit Veränderung stattfinden kann. So nimmst du der Vergangenheit Macht und Gewicht.

Nimm dein Inneres Kind fest in den Arm. Tröste, halte, schütze es. Dann verändere das Geschehene so, dass es heilsam ist. Stelle dich z. B. schützend vor dein Inneres Kind, oder lasse ihm Worte zukommen, die du damals gebraucht hättest. Welcher Glaubenssatz hat sich aus dem Erlebten gebildet? Gilt er wirklich noch?

Ändere ihn in eine positive Affirmation, und sieh, wie diese im Alltag präsent wird. Öffne deine Augen, und notiere, was du erfahren hast. Setze die neue Überzeugung in den nächsten Tagen um, damit dein System sie integriert. Gehe z. B. aus unguten Situationen heraus, lasse dir Fürsorge zukommen, achte auf deinen Selbstwert, und sage »Nein«. Ein kleiner Impuls verändert deine Energien und Muster.

KRAFT-
Meditation

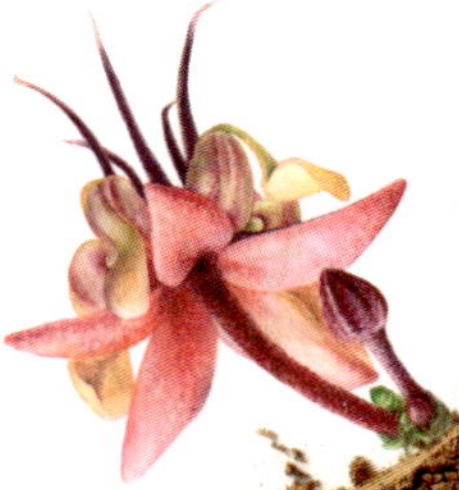

Wir besitzen viele Kräfte, wie die des
Mutes, der Klarheit und der Stärke.
Verbinde dich mit ihnen, und aktiviere sie.

KRAFT-Meditation

Lege dich gemütlich hin, und schließe deine Augen. Gehe in deiner Vorstellung durch einen ursprünglichen Wald, und lausche deinen Schritten. Sprich dein Anliegen aus, jetzt deinem inneren Kraftwesen zu begegnen. Sei offen und neugierig. Schaue dich um, und nimm wahr, was du siehst.

Dein innerer Krieger oder deine innere Kriegerin zeigt sich dir. Gehe in den Austausch, und bitte um Botschaften. Verschmilz mit seinem bzw. ihrem Mut, der Klarheit und Stärke. Diese Kraft unterstützt dich, an der richtigen Stelle ruhig und bestimmt Nein sagen zu können, deinen Weg in Klarheit und angebunden an deine Intuition zu gehen. Sie ist unbeeinflussbar und lässt dich deine Seelenstimme hören. Du nimmst Energieraub sofort wahr und kannst handeln.

Sei gewiss, dass du dein inneres Kraftwesen jederzeit rufen kannst. Es begleitet dich und tritt dann in den Vordergrund, wenn es gebraucht wird, zum lichtvollen Wohl deiner selbst und aller. Mit authentischen Grenzen hilfst du auch anderen, in ihre Klarheit zu kommen. Beende die innere Reise in deinem Tempo, komme zurück, und öffne deine Augen.

Mama Cacaos weitere FÄHIGKEITEN

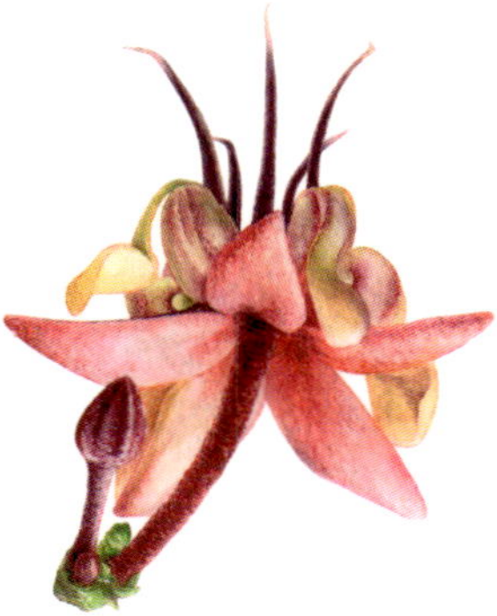

Dein Körper ist der Tempel deiner Seele.
Bringe ihm die wertvollsten Gaben dar.

Mama Cacaos weitere FÄHIGKEITEN

Die Pflanzengöttin Cacao hilft auch deinem Körper. Cacao-Schalen können nicht nur verräuchert werden, um dich zu erden. Sie werden auch als Tee verwendet, der bei der Verdauung hilft und dem Bedürfnis nach Süßigkeiten entgegenwirkt. Du kannst deine eigene Tee- oder Räuchermischung herstellen aus Cacao-Schalen und z.B. Zimt, Kardamom, Ingwer oder Rosenblütenblättern.

Im reinen Cacao aus der Cacao-Bohne ist wertvolle Cacao-Butter enthalten, die beruhigt und pflegt. Du kannst sie für Körperanwendungen wie Massagen und bei der Körperpflege als Feuchtigkeitsspender für deine Haut nutzen und so eine Körper-Cacao-Zeremonie zelebrieren. Gleichzeitig spendet die Butter weitere wertvolle Inhalts- und Nährstoffe, z.B. natürliche Antioxidantien.

ZAUBER der Gewürze

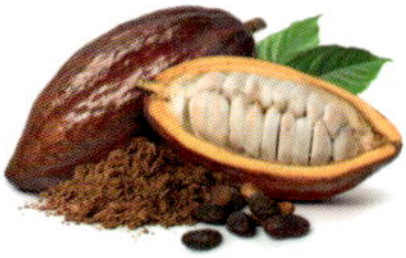

Die Düfte von Gewürzen, Kräutern und Blüten umfangen dich und tragen deinen Geist in andere Welten.

ZAUBER der Gewürze

Lasse dich führen, welche Gewürze, Kräuter und Blüten deinen Cacao, die Zeremonie und somit deinen Körper und Geist unterstützen sollen. Achte bewusst auf deine Empfindungen, wenn die verschiedenen Beigaben vor dir stehen oder du an sie denkst. Welche Signale sendet dir dein Geist über den Körper?

Schließe deine Augen, und halte eine Hand nacheinander über die verschiedenen Zutaten. Spüre aus deiner Körpermitte heraus, ob du ein Ja oder ein Nein wahrnimmst. Damit trainierst du auch deine Intuition, die dich von innen stärkt. Worauf hast du heute Lust, bei welcher Zutat bekommst du ein freudiges Gefühl, was unterstützt dein Anliegen an die Zeremonie? Auch über den medialen Kanal des Schreibens kannst du deine Intuition sprechen lassen. Lasse dich vom Stift führen. Bei welchem Namen eines Gewürzes fühlt sich das Schreiben mühelos an, bei welchem stockt deine Hand?

Zum Cacao passen Gewürze wie Zimt, Rosenblüten/-wasser, Tonkabohne, eine Prise Wüstensalz, Kardamom, Vanille, Mohn, Chili/Cayennepfeffer und Muskat besonders gut.

Schoßraum-MEDITATION

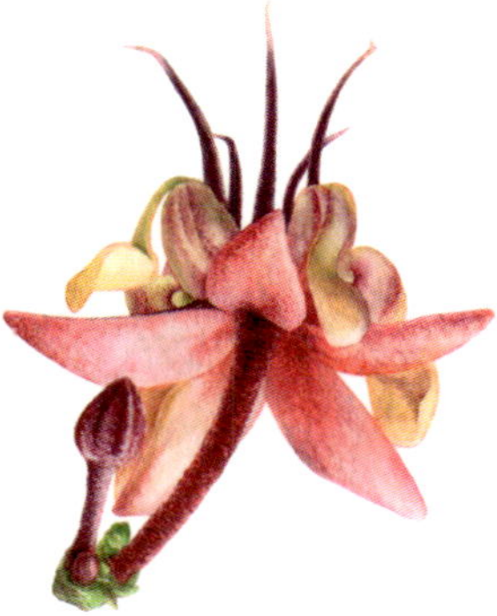

Ehre den heiligen Raum deines Schoßes, deinen Tempel der Kreativität und Schöpferkraft.

Schoßraum-
MEDITATION

Lege dich gemütlich und warm eingepackt auf den Rücken. Schließe deine Augen, spüre den Bodenkontakt, und schicke drei bewusste Atemzüge in deinen Steißbereich, in deinen unteren hinteren Rücken. Stelle dir vor, du atmest über den unteren Lendenwirbel ein und aus. Dein Körper wird schwer, weit und warm. Du sinkst tief in die Unterlage hinein.

Gib dir die Erlaubnis, loszulassen und deine Muskeln zu entspannen. Die Erde trägt dich. Lenke deinen Fokus in dein Becken, und atme mehrmals hinein. Kommen Bilder oder Gefühle hoch? Wie fühlt sich dein Beckenraum an? Spüre nach, und nimm liebevoll an, was sich dir zeigt.

Lege deine Hände auf deinen Schoßraum, und lasse heilsame Energie ihn durchfließen. Taucht ein bestimmtes Thema auf, z. B. Sexualität, Familienmuster, Glaubenssätze? Schaue dir alles an, und bitte Mama Cacao, dir Lösungen dazu zu zeigen. Komme dann mit tiefen, bewussten Atemzügen und in deinem Tempo zurück. Öffne deine Augen.

Pflanzenseele der ROSE

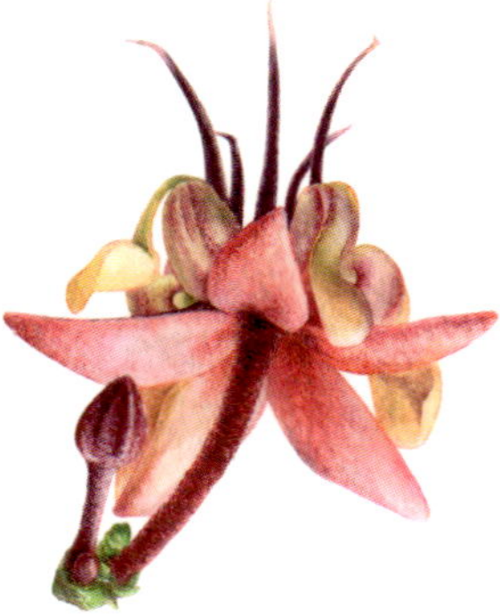

Liebe lässt uns die Schönheit in allem erkennen.

Pflanzenseele der ROSE

Die Rose ist die Königin der Blumen und der Schönheit. Ihr betörender Duft erzeugt eine sinnliche, aphrodisierende Stimmung. Sie zeigt uns mit ihrer Pracht die Fülle des Sommers.

Die Rose ergänzt deine Cacao-Zeremonie mit ihrer zauberhaften und herzöffnenden Kraft besonders gut. Du kannst Blütenblätter in deinem zeremoniellen Raum verstreuen oder getrocknete Rosenblüten verräuchern. In einer Mischung mit Cacao-Schalen, Sandelholz und getrockneten Vanilleschoten fördert dies die Sinnlichkeit, entspannt dich, schenkt dir Zuversicht und inneren Frieden.

Tee aus Rosenblütenblättern, Rosenwasser oder -sirup kannst du statt Wasser mit dem Roh-Cacao vermischen bzw. jenem beimengen. Streue auch einige getrocknete Rosenblütenblätter in deinen Cacao. So entfaltet sich die Kraft der Rose in dir. Sprich der Rose deinen Dank aus.

HERZ-ÖFFNUNGS-Meditation

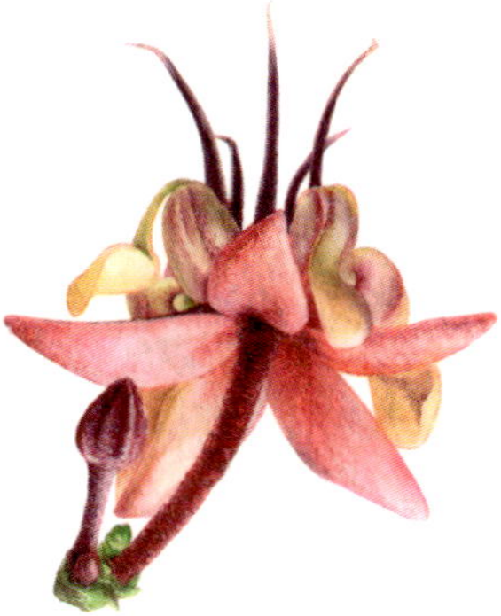

Die Liebe ist deine größte Kraft.
Sie anzunehmen und zu geben,
stärkt dich und dein Sein.

HERZÖFFNUNGS-Meditation

Mit einem geöffneten Herzen lässt sich die Welt leichter umarmen. Genieße deinen Cacao. Stelle dich aufrecht hin, und lege eine Hand auf deine Brust. Atme tief ein und aus und dann natürlich weiter in deinen Herzraum. Spüre beim Einatmen, wie dein Herzchakra auf der Vorder- und der Rückseite deines Körpers ganz weit wird, wie goldenes Licht durch dein Scheitelchakra in dich hereinfließt und sich verteilt.

Sprich zu deinem Herzen: »Danke, liebes Herz, dass du für mich da bist! Danke, dass ich Liebe spüren und Liebe geben darf! Ich nehme mir Zeit für dich und lausche deiner Stimme. Ich danke dir dafür, dass du mir den Weg der Freude aufzeigst! Ich vertraue dir, und ich vertraue mir.«

Atme wieder tief ein und aus, und fühle, wie weit dein Herzraum geöffnet und mit wie viel lichtvoller Energie er angefüllt ist. Alles, was dir nicht mehr dienlich ist, fließt durch deine Füße in den Boden ab und wird dort transformiert. Lasse los, was gehen darf. Atme dafür Magie, Liebe und Licht ein. Genieße den Moment, und komme dann in deinem Tempo zurück ins Hier und Jetzt.

FEUER-
Ritual

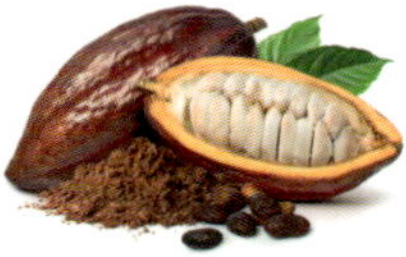

Transformiere,
was gewandelt werden darf,
um in deine Kraft zu kommen.

FEUER-Ritual

Stelle eine feuerfeste Schale, eine Kerze, Streichhölzer und Schreibzeug bereit. Atme tief ein und aus. Fühle, welcher hinderliche Glaubenssatz sich zeigt. Was macht dich klein? Schreibe den Satz auf einen Zettel, zünde ihn an, und lege ihn in die Feuerschale. Das Feuer arbeitet für dich. Schaue bei der Transformation zu, und lasse die Überzeugung bewusst los.

Bedanke dich, und schreibe den Glaubenssatz ins Positive um, z. B.: »Ich bin perfekt und wertvoll«, »Ich darf meine Bedürfnisse und meine Wahrheit äußern«, »Ich bin in Sicherheit«, »Ich habe etwas zu sagen und zu geben«, »Ich bin sichtbar«, »Ich liebe mich«, »Ich darf Grenzen setzen.«

Du hast eine hinderliche Überzeugung dem Feuer übergeben – nun kannst du dessen stärkende Kraft und die positive Affirmation in dich aufnehmen und dich von ihnen erfüllen lassen. Greife mit beiden Händen symbolisch das Licht der Kerze, und bringe es mit der neuen Affirmation (sage sie laut) zu deinem Dritten Auge, in dein Herzchakra und deinen Solarplexus. Nachdem du mit dem Licht des Feuers dreimal das Neue angenommen hast, bedanke dich herzlich und beende das Ritual.

ZIMT-Magie

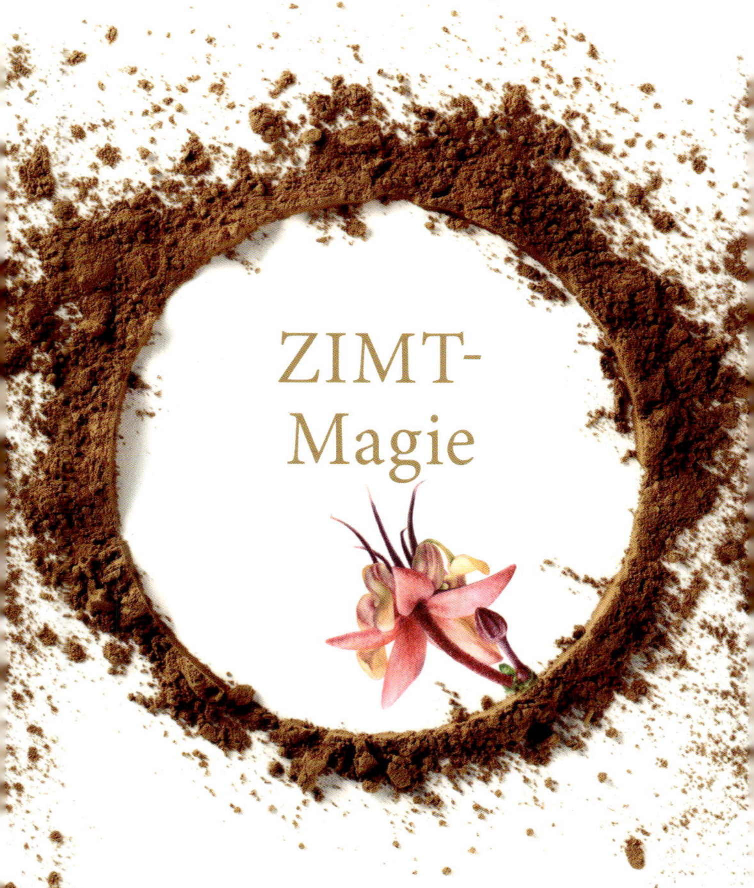

Gewürze haben magische Fähigkeiten.
Lasse dich verzaubern.

ZIMT-Magie

Die Rinde des Zimtbaumes wurde schon vor Jahrtausenden vielfältig eingesetzt. Du kannst sie als Gewürz in deinem zeremoniellen Cacao, aber auch für Räucherungen und körperliche Anwendungen, z. B. als ätherisches Zimtöl, verwenden.

Verbinde dich mit der Pflanzenkraft, und spüre, ob und wie Zimt dich heute unterstützen darf. Wähle ein gutes, gesundes Bioprodukt und die für dich richtige Sorte aus. Zimt wirkt blutdrucksenkend, antibakteriell und verdauungsfördernd. Als Gewürz hat er einen wärmenden Effekt. Sein Geruch weckt Erinnerungen an besinnliche Weihnachtstage und feines Gebäck.

Ein beruhigendes, wohliges Gefühl breitet sich aus. Verräucherte Zimtrinde hat den Ruf, zu entspannen, Glück ins Haus zu bringen, Ängste zu lösen und zu helfen, wieder ins Vertrauen zu kommen.

Heiliger RAUM

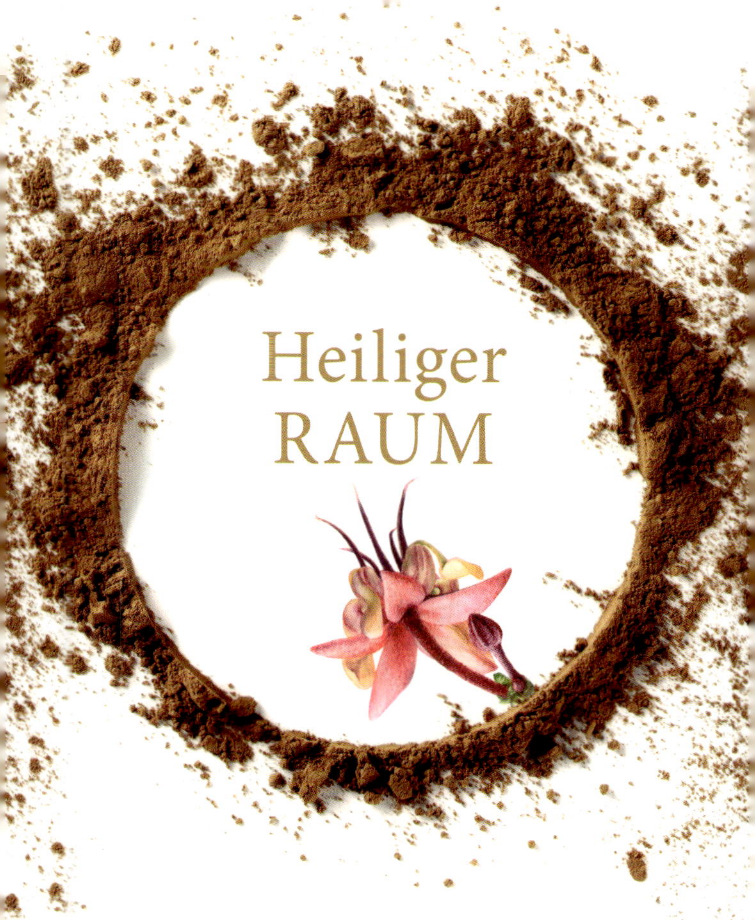

Der Raum um dich ist rein,
heilig, geschützt und lichtvoll.

Heiliger RAUM

Suche und gestalte einen Platz für deine Cacao-Zeremonie. Ein Wohlfühlort für dein spirituelles Wirken und für deine Regeneration ist wichtig. Hier sollst du dich gut fühlen und zur Ruhe kommen. Dieser zeremonielle Erholungsraum darf sich mit der Zeit verändern. Spüre, was und wo es sich richtig anfühlt, was stört und aussortiert oder umgestellt werden darf.

Nutze Räucherwerk, Heilsteine und auch schamanische Reisen mit den Kräften deines Platzes, um dich mit ihnen zu verbinden und in den Austausch zu gehen. Du kannst den Platz mit Runen schützen. Oder nimm eine Klangreinigung mit unterschiedlichen Instrumenten vor. Sei offen für Fügungen, und lasse die passenden Gegenstände für deinen heiligen Raum intuitiv zu dir kommen. Es soll ein besonderer Kraftort sein. Decke, Matte, Kissen und deine Utensilien für die Cacao-Zeremonie liegen bereit. Kraft deiner Absicht kannst du den Raum lichtvoll energetisieren.

Stelle dich in seine Mitte, und fühle: Welche Bilder und Körperempfindungen nimmst du wahr? Bitte Mama Cacao zu dir, um den Platz mitzugestalten.

Hole dir Rat von MAMA CACAO

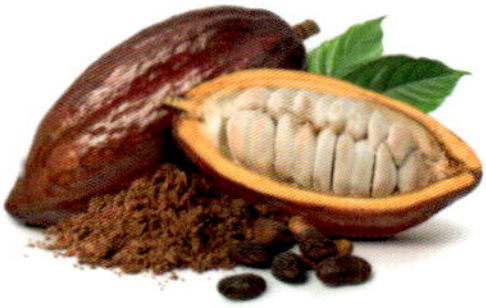

Lasse dich berühren, und lausche, was die Pflanzendeva Cacao dir zu sagen hat.

Hole dir Rat von MAMA CACAO

Nimm einige Schlucke vom warmen Cacao. Schließe deine Augen, und stimme dich meditativ ein. Spüre in dich hinein, und gib dir selbst eine ganz feste und herzliche Umarmung. Schenke dir Liebe und ein Lächeln. Löse alle Anspannungen, indem du deine Muskeln weich werden lässt. Vertraue Mama Cacao, und bitte sie um Rat zu deinem Anliegen.

Sie tritt von hinten in dein Feld ein, oder du siehst sie in Gedanken bereits vor dir stehen. Wie nimmst du sie wahr? Berührt sie dich, gibt sie dir etwas, z. B. ein Symbol oder einen Kraftgegenstand? Halte ihr deine Hand entgegen, und lausche, was sie dir über deine innere Wahrnehmung mitteilt. Lasse alles so stehen, und bleibe in der inneren Haltung der Dankbarkeit und Offenheit. Falls Zweifel oder Unruhe aufkommen, sage zu dir selbst: »Es ist. Es darf sein. Ich nehme an, was sich mir zeigt. Ich bin offen und voller Vertrauen auf Mama Cacaos wertvollen Beistand.«

Bedanke dich zum Abschluss bei der Pflanzengöttin Cacao, und komme zurück ins Hier und Jetzt. Öffne deine Augen.

PFLANZEN-DEVA des Cacao

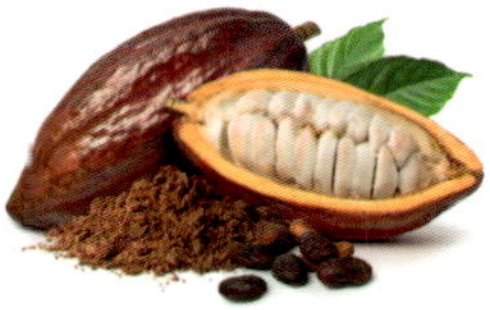

Jeder Pflanze wohnt ein Geist inne.
Die Seele und Essenz der Cacao-Pflanze ist nährend, liebevoll umarmend und haltend.

PFLANZENDEVA des Cacao

Mama Cacao öffnet Herzen und stärkt dich mit ihrer mütterlichen Urkraft. Sie erdet dich, ist deine Verbündete und umfängt dich mit ihrem warmen Leib. Lasse dich in ihren Schoß fallen, fühle dich geborgen und verbunden, während du den zeremoniellen Cacao zubereitest und genießt.

Mama Cacao begleitet dein Ritual und hilft dir, Klarheit über deinen Herzensweg zu erlangen. Ihre Energie verbindet dich mit deinem Herzen und deinem Höheren Selbst. So kannst du deine wahre Seelenschönheit entdecken und leben. Du erkennst deine Bestimmung und findest den Mut, ihr zu folgen.

Was im Verborgenen liegt, wird ans Licht geholt. Schatten haben keine Kraft mehr. Cacao erschafft einen Raum für Bewusstseinserweiterung und bringt dich in die Leichtigkeit deines kindlichen Seins. Die Cacao-Deva macht dich glücklich und lässt dich mit all deinen Sinnen Genuss erfahren.

Fülle-RITUAL

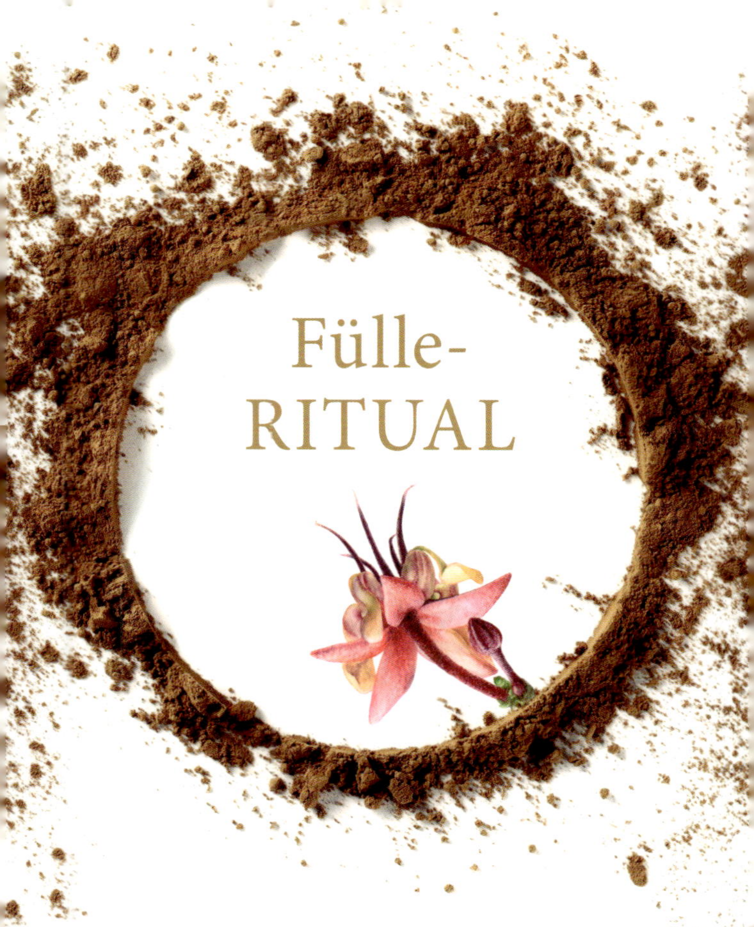

Du brauchst dich nicht zu vergleichen,
denn du bist es wert, in Fülle zu leben.

Fülle-RITUAL

Indem du dir konkret vor Augen führst, was dir entspricht, was deine Herzenswünsche sind und wonach du dich sehnst, manifestierst du es. Du nimmst es an, und es kann den Weg zu dir finden. Richte deinen Fokus darauf, wofür du dankbar bist und was dein innigster Wunsch ist. Sprich es aus! Formuliere auch bei jenen Dingen, die noch nicht sichtbar sind, als wären sie schon Realität.

Suche dir einen Kraftort in der Natur, und nimm deinen Cacao im Warmhaltebecher mit. Halte diesen vor deine Brust, und genieße die Fülle der Natur, die Stille und die Erdung. Trinke den Cacao, und sprich aus, wofür du dankbar bist. Dankbarkeit bewirkt Positivität:

- Du verschiebst den Fokus vom Mangel zur Fülle und ziehst ab sofort Fülle an.
- Du steigerst dein Glücksempfinden und teilst deine Freude mit der Welt.
- Du erzielst geistiges und körperliches Wohlempfinden.
- Du brauchst dich nicht mehr mit anderen zu vergleichen, steigerst deine Lebenslust, deine Selbstliebe und dein Selbstwertgefühl.

Intuitives TANZEN

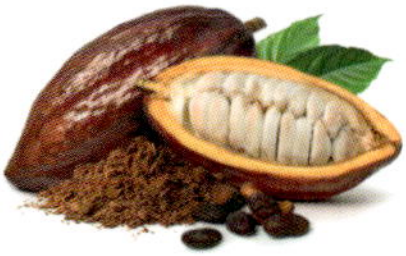

Bleibe immer bei dir, sei impulsiv,
frei und nur deinem
eigenen Rhythmus treu.

Intuitives TANZEN

Stelle deinen Becher Cacao nach dem Genuss beiseite, lasse entspannende Musik laufen, oder lausche deiner inneren Sinfonie. Stelle dich aufrecht hin, und schüttle deine Gliedmaßen zum Warmwerden. Du kannst mit den Armen vorsichtig um deinen Körper schlenkern, indem du dich nach links und rechts drehst. Beuge dich vor, und richte dich Wirbel für Wirbel langsam wieder auf. Dabei lässt du die Energie in dir von unten nach oben steigen.

Tritt mit deinem Körper in Kontakt, und erlebe frei von Bewertung, wie er sich zum Rhythmus bewegen möchte. Auch in einem größeren Kreis darf beim intuitiven Tanz jeder seinem Gefühl nachgehen. Dies übt, bei sich zu bleiben und auf die eigenen Impulse zu hören. Frei von Konventionen, bereits erlernten Tanzschritten und Kategorien von Richtig oder Falsch entsteht ein Flow aus der Symbiose von Körper und Musik, wenn du dich deiner Intuition hingibst.

Beobachte neugierig wie ein staunendes Kind, was dein Körper für Bewegungen vollführen möchte und welche Emotionen »vertanzt« werden wollen.

MAMA CACAOS BOTSCHAFT für dich

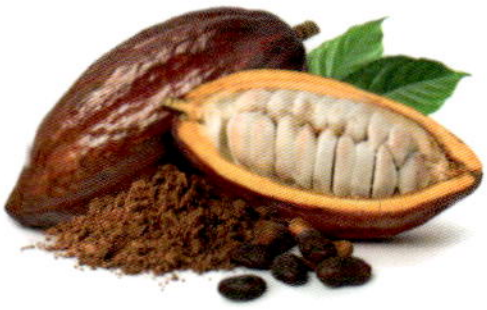

Erinnere dich mit mir an deine Wurzeln,
deine Anbindung an Mutter Erde,
an die Ahnen, die vor dir waren
und an deiner Seite sind.

MAMA CACAOS BOTSCHAFT für dich

»Ich lade dich ein, für einen Moment innezuhalten und mit all deinen Sinnen das Leben zu genießen! Lasse dich von mir nährend umarmen und wärmen. Ich, Mama Cacao, berühre deine Seele und bringe dich näher zu dir selbst.

Deine heilig-schöpferische, empfangende Schoßenergie kommt ins Fließen und wird gestärkt. Spüre, wie viel Kraft verborgen lag und nun hervorkommen darf. Wiege dich, singe, tanze, musiziere. Gemeinsam dürfen wir ganz viel Herzenswärme in die Welt hinaustragen.

Danke dir selbst für dein einzigartiges und wundervolles Sein. Begegne jedem – auch dir – von nun an in deiner vollen, wahrhaftigen Größe. Spüre deine Verbindung mit allen Lebewesen.«

Schwingungs-ERHÖHUNG

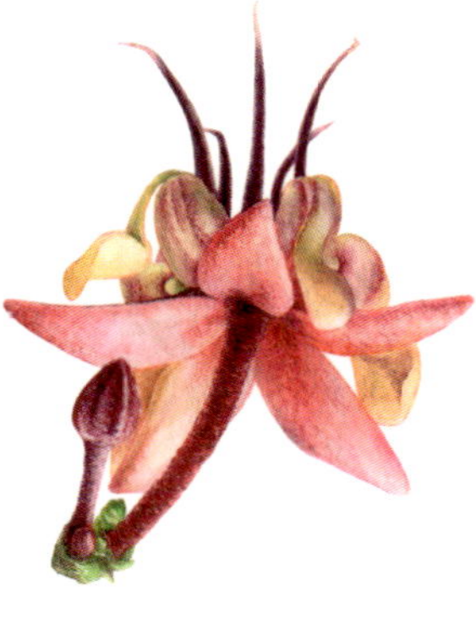

Wo Freude und Balance sind,
ist kein Platz für niedere Schwingungen.

Schwingungs-ERHÖHUNG

Freude ist die Sprache des Herzens. Je mehr Spaß du hast, desto mehr jubeln deine Ahnen mit dir. Es ist wichtig, dass du dir im Alltag Vergnügen zugestehst. Sage laut zu dir: »Ich lasse Freude in mein Leben. Ich lebe in Glück, Balance und Harmonie. Mein Herz ist offen.«

Erinnere dich in Momenten, in denen du Angst hast, traurig bist oder dich sorgst, an das schöne Gefühl der Freude. So fällt es dir leichter, dich zu entspannen und wieder zuversichtlich zu sein. Ein strahlendes Lachen hüllt dich in gute Energien. Ein freudiges Herz ist offen und neugierig auf das Leben.

Habe Spaß, singe mit Mama Cacao, lade deine Ahnen ein, verbinde dich mit der Kraft deines Tierlehrers, und tanze mit ihnen in eurem gemeinsamen Rhythmus, um ihre Kraft zu spüren. Sei frei und unbeschwert wie ein Kind, und erschaffe durch Musik, Gesang und Bewegung einen positiven Energiefluss. Das hebt deine Schwingung deutlich an. Sei ein lebendiger Beweis für die Schönheit und Magie in der Welt!

FEST
der Sinne

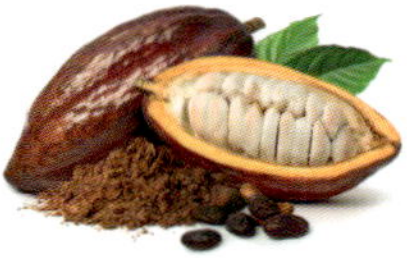

Wenn du das, was du tust, auch
fühlst, siehst, riechst, schmeckst und hörst,
bist du im Hier und Jetzt.

FEST der Sinne

Achte in deiner Zeremonie auf das sinnliche Erlebnis. Alle Sinne dürfen angesprochen werden. Fühle, sieh, rieche, schmecke und lausche beim Anrühren und Trinken des Cacaos. Dadurch nimmst du den Moment und die Umgebung viel achtsamer wahr und bist in der Gegenwart.

Mehrkanalige Wahrnehmung fördert das Lernen, Behalten, Verstehen und Handeln. Du gelangst in eine ganzheitlichere Wahrnehmung, die deine Kreativität und Inspiration anregt. Unterdrückte Gefühle treten hervor, Blockaden werden sichtbar und können endlich gelöst werden.

Nimm wahr, welche Emotionen hochkommen und wie jeder Teil deines Körpers sich beim Genuss anfühlt. Lasse stehen, was du wahrnimmst, indem du sagst: »Aha, es ist«, ohne es zu bewerten. Der achtsame Augenblick im Hier und Jetzt mit dem sinnlichen Cacao-Erlebnis kann eine heilsame Wirkung auf Körper und Geist haben und deine (Hell-)Sinne öffnen.

REISE zur Heilquelle

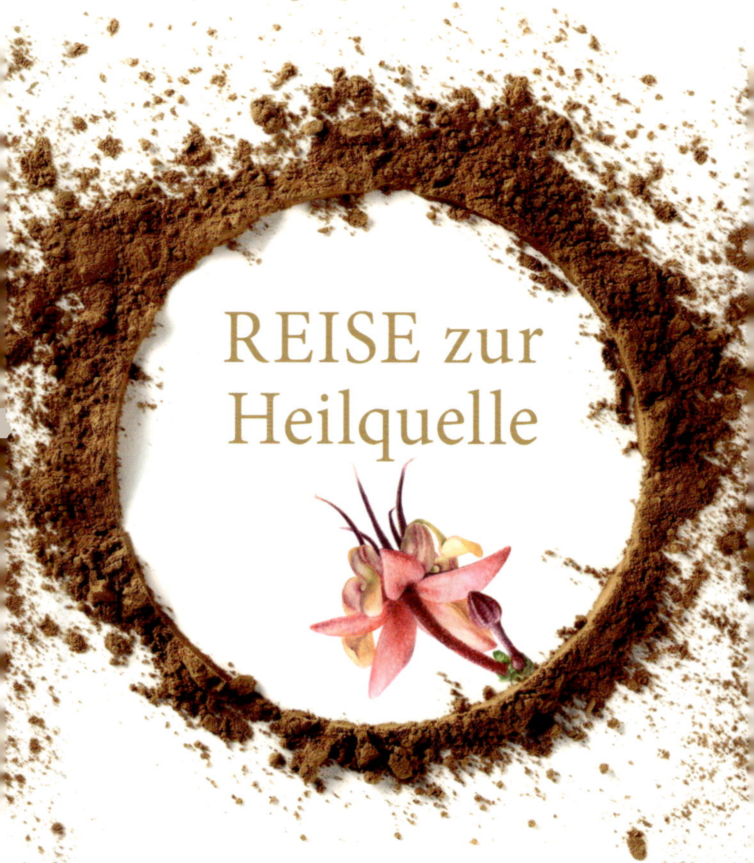

Lasse dich führen,
und genieße die heilsame,
reinigende Kraft deiner inneren Quelle.

REISE zur Heilquelle

Mache es dir, nachdem du deinen Cacao getrunken hast, im Liegen bequem. Schließe deine Augen. Bitte darum, zu deiner inneren Heilquelle geführt zu werden, und gehe gedanklich los. Sobald du sie siehst, entkleide dich, und steige ins heilsame Wasser. Lasse dich umhüllen, und spüre nach … wohlig, warm und sanft, nährend und reinigend zugleich.

Das Wasser umfängt dich. Du kannst auch mit dem Kopf untertauchen. Im Becken befindet sich sowohl ein Zulauf als auch ein Ablauf, der alles fortspült, was dir nicht mehr dienlich ist. Du brauchst nichts zu tun, genieße einfach das schöne Bad!

Die Quelle trägt alle schweren Energien fort und lädt dich mit lichtvoller, reiner Strahlkraft auf. Du steigst erfrischt, erholt und voller Elan wieder hinaus, ziehst dich an und gehst den Weg zurück ins Hier und Jetzt. Wenn du so weit bist, öffne deine Augen. Schreibe alles auf, was du in deiner inneren Heilquelle erfahren und wahrgenommen hast.

WECHSEL-
ATMUNG

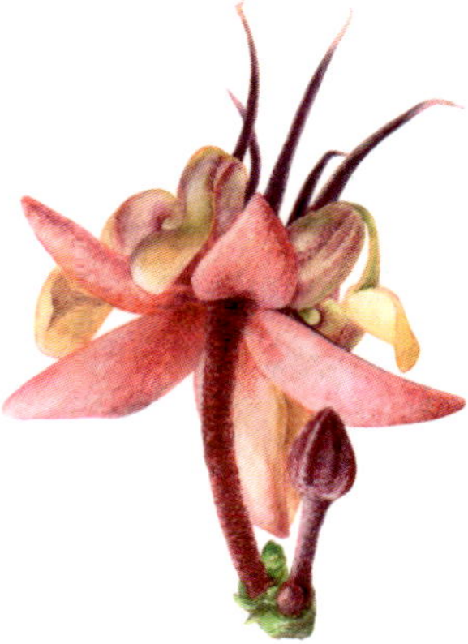

Finde zu innerer Balance, mehr
Entspannung und Fokussierung.

WECHSELATMUNG

Die Wechselatmung, die Bestandteil der Yogalehre ist, kann dir zu mehr innerer Balance, Entspannung und Klarheit verhelfen. Sie eignet sich hervorragend zur Begleitung der Cacao-Zeremonie. Neben einer Vielzahl von positiven Wirkungen auf Körper und Geist reinigst du mit ihr deine Energiekanäle und verknüpfst und harmonisierst beide Hirnhälften.

Setze dich bequem und aufrecht hin. Verschließe mit dem Ringfinger der linken Hand das rechte Nasenloch, indem du auf den Nasenflügel drückst. Atme ein, löse den Ringfinger, und verschließe mit dem Daumen derselben Hand das linke Nasenloch. Halte kurz inne, dann atme langsam aus. Du hast durch das linke Nasenloch ein- und durch das rechte Nasenloch ausgeatmet. Jetzt drehst du es um, atmest auf der rechten Seite ein und auf der linken aus. Du kannst dabei auch die Handgeste Vishnu-Mudra einnehmen, indem du Zeige- und Mittelfinger zum Handballen beugst.

Zu Beginn bedarf es etwas Trainings, doch dann geht die Wechselatmung spielend leicht. Atme auf diese Weise ruhig und gleichmäßig ein paar Atemzüge oder Minuten lang.

Die KRAFT des Kreises

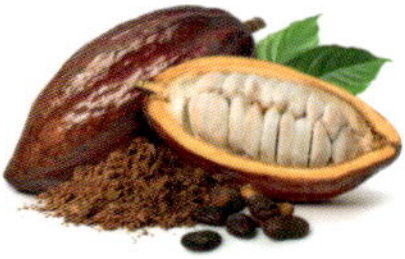

In einer liebevollen Gemeinschaft erfahren wir ein mitfühlendes Herz, einen haltenden Raum und eine helfende Hand.

Die KRAFT des Kreises

Menschen treffen sich seit jeher in gemeinschaftlichen Kreisen. Sie wissen um die heilsame Kraft, die diese bieten. Im Kreis gibt es keine Hierarchie, er steht für Gleichheit, Verständnis, Verbindung, Austausch.

Die Friedenspfeife oder ein Redestab wurden in indigenen Kreisen weitergereicht. Heute finden wir in spirituellen Kreisen, z.B. Cacao-Zeremonien, unsere innere Balance. Wir erfahren einander und spüren das Einssein. Wir reden miteinander, treten in Verbindung, und ein Feld kosmischer Energie entsteht. Der Kreis gilt als Symbol der Vollständigkeit und des Universums. In ihm ist alles enthalten, daher hat er auch die Kraft, durch eine entsprechende Intention die Realität zu wandeln.

Mache aus deiner Zeremonie eine liebevolle Zusammenkunft, diese bietet einen geschützten Rahmen. Allein kannst du die Energie des Kreises ebenfalls erwecken: Lege einen Steinkreis, setze dich mit deinem Cacao hinein, und erhalte durch deine Verbindung mit dem Universum Antworten zu deinen Anliegen.

KRAFT des Journalings

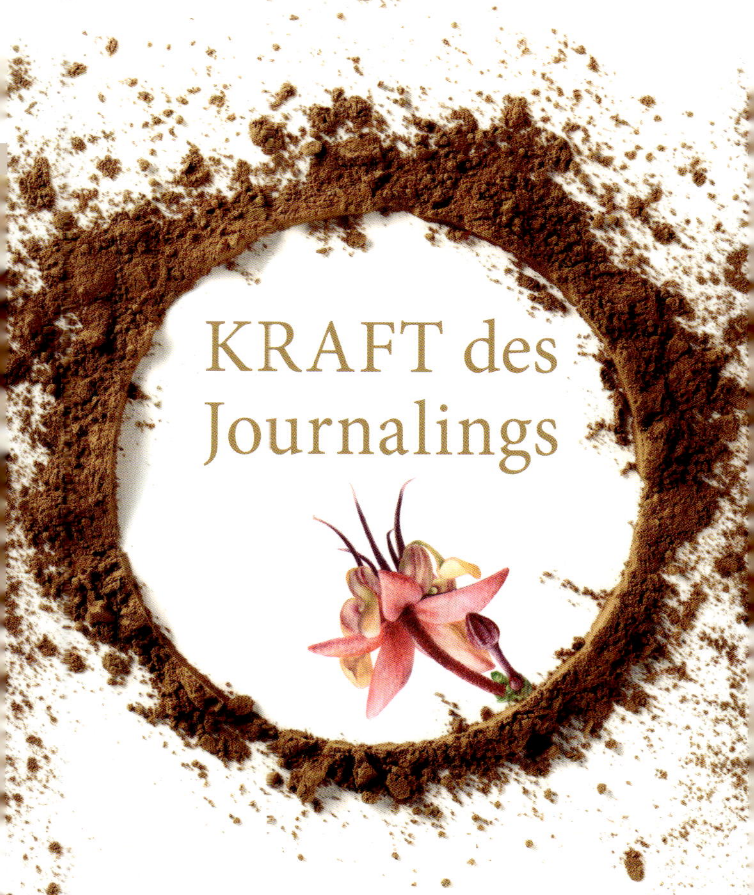

Du kannst dich jederzeit selbst erkennen,
verändern und neu ausrichten.

KRAFT des Journalings

Genieße deinen Becher Cacao. Lege deine Hände auf dein Herz, und nimm dir Zeit, in dich hineinzuhören. Lasse alles zu, was jetzt da ist und beachtet werden möchte. Schreibe in ein schönes Büchlein alles hinein, was dir in den Sinn kommt. Du kannst dir auch ein bestimmtes Thema aussuchen, z. B., wofür du heute dankbar bist und was gut gelaufen ist.

Durch das Schreiben wird die analytische Gehirnhälfte beschäftigt, und die kreative Seite kann zum Zuge kommen. Reflexion und persönliches Wachstum beginnen, sodass Dinge sichtbar werden und verändert werden können. Gefühle und Gedanken treten hervor, die du bisher zurückgehalten hast.

Der Stift führt dich. Entspanne dich, und notiere, was auftaucht. Sei bereit für unerwartete Lösungen und Aha-Momente. Schreibe dir alles von der Seele. Journaling unterstützt deine mentale, geistige Gesundheit. Du kannst unterschiedliche Journale für deine Themen nutzen. Erlaube dir diese Selbstfürsorge, und formuliere auch deine Zukunftsvisionen.

Fantasiereise für die HELLSINNE

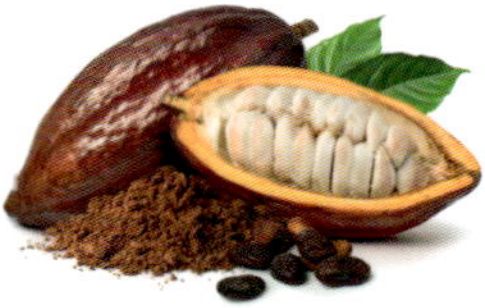

Mit einer starken Intuition nimmst du deine Seelenstimme und Botschaften aus der Geistigen Welt wahr.

Fantasiereise für die HELLSINNE

Lege oder setze dich zu entspannender Musik bequem hin. Schließe deine Augen, und atme bewusst ein und aus. Stelle dir eine wunderschöne Lichtung im Wald vor. Schaue dich um, und nimm deine Umgebung mit allen Sinnen wahr.

Welche Vogelstimmen und Geräusche kannst du unterscheiden? Spüre den Waldboden und das Moos unter dir, und nimm den Waldgeruch wahr. Lasse dir Zeit, und genieße das sanfte Licht und den leichten Windhauch auf deiner Haut.

Gehe zu einem Baum, der dich magisch anzieht, und berühre ihn. Taste seine Rinde ab. Wie fühlt sich die Oberfläche an? Lasse dich von seiner Energie reinigen, und bemerke, wie die Farben deiner Aura immer strahlender und klarer werden. Wenn du den Impuls verspürst, bedanke dich und gehe in deinem Tempo von der Lichtung zurück ins Hier und Jetzt. Atme tief ein und aus. Öffne deine Augen.

Selbstliebe-
MEDITATION

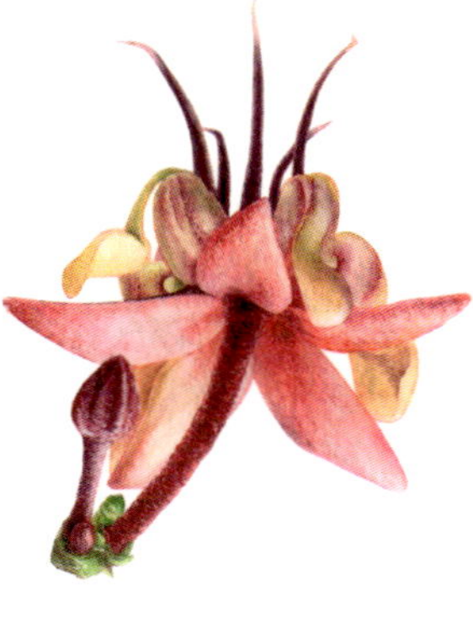

Nimm deinen vollen Selbstwert und deine Schöpferkraft an. Liebe dich selbst.

Selbstliebe-
MEDITATION

Setze oder lege dich bequem hin. Schließe deine Augen, und atme tief ein und aus. Erlaube dir, dich mit jedem Atemzug mehr zu entspannen. Genieße den gedankenfreien Zustand. Atmen bedeutet Leben. Leben bedeutet Genuss, Wissen und Abenteuer. Erlebe die Fülle deiner Atmung.

Du bist hier, um dein Potenzial zu entfalten, spannende Aufgaben zu bewältigen und die Welt durch dein Wirken mitzugestalten. Deine Gedanken formen deine Realität. Du bist machtvoll. Sage dir: »Ich tue genug. Ich habe genug. Ich bin genug.« Gib dir die Erlaubnis, jetzt in die volle Eigenverantwortung, deine Schöpferkraft und Selbstliebe zu kommen. Sprich laut aus: »Ich bin Liebe. Ich bin genug. Ich bin wundervoll. Ich gestalte mein Leben und darf mein Seelenpotenzial voll nutzen. Ich entfalte mich jetzt.«

Gönne dir einen Moment der Ruhe, dann bewege deinen Körper, indem du dich hin- und herwiegst. Lasse die Energien durch dich hindurchfließen, und spüre die Verbindung. Komme zurück, öffne deine Augen. Lächle, und erlebe Dankbarkeit. Feiere dich!

Dein KRAFTOBJEKT gestalten und weihen

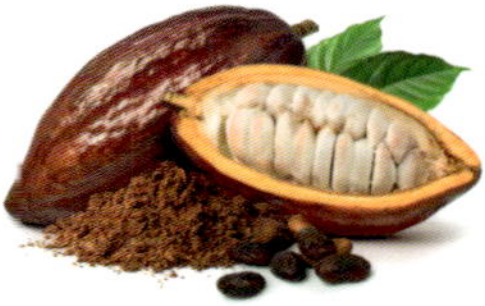

Was du in Liebe herstellst,
dient dem höchsten Wohl aller.

Dein KRAFTOBJEKT gestalten und weihen

Im Bewusstsein, dass sie gebraucht werden, stellen sich dir die Dinge zur Verfügung, die dich unterstützen. Du kannst eine Cacao-Zeremonie wunderbar für die Herstellung und Weihung von Kraftobjekten sowie besonderer (Ritual-)Gegenstände nutzen.

- Stelle ein Kraftamulett her, und verbinde dich dabei mit der herzöffnenden Wirkung des Cacaos. Das Amulett kann aus einer bestimmten Holzart sein, mit Runen oder einem mächtigen Kraftwort/-symbol verziert werden.
- Weihe Ritualgegenstände, z. B. Trommeln, Rasseln oder Räuchergefäße, lichtvoll, damit sie zum Wohl aller eingesetzt werden und dienen können.
- Bemale eine Räucherfeder.

Du kannst die Intention für die Herstellung oder Weihung beim Anrühren in den Cacao fließen lassen und um Begleitung und Segen bitten. Gestalte deine eigene Zeremonie, und lasse die Worte in dir aufsteigen, die erscheinen wollen.

Vereinbarungen und Verträge ENERGETISCH lösen

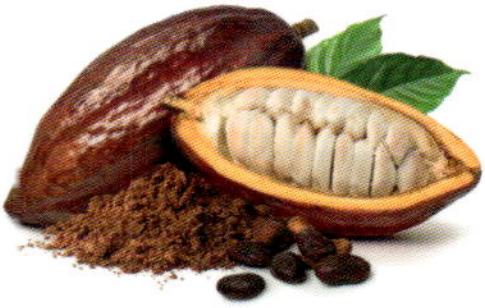

Worte haben Kraft und Macht.
Löse alte Vereinbarungen, wenn sie erfüllt sind, um frei zu sein und ungebunden handeln zu können.

Vereinbarungen und Verträge ENERGETISCH lösen

Verträge ergeben Sinn. Wir schließen sie in den unterschiedlichsten Zusammenhängen. Wenn die Vereinbarung erfüllt wurde, achte darauf, dass sie beiderseits gelöst wird. Wenn z. B. eine Ehe geschieden wird, sollte die Verbindung auch auf der energetischen Ebene getrennt werden.

Fühle nach, welcher erledigte Vertrag dich noch festhält. Notiere z. B.: »Auf allen Ebenen, in allen Dimensionen möge unsere Scheidung zum Wohl aller Beteiligten gelten. So sei es. So ist es. Jetzt.« Schreibe zwei Zettel, für beide Partner einen, und verbrenne sie an verschiedenen Orten in einer feuerfesten Schale.

Die Asche kannst du anschließend getrennt in der Erde vergraben. So wird ein Vertrag, der dich im Leben zurückhält und belastet, endlich in Liebe gelöst.

Schamanisches MEDIZINRAD

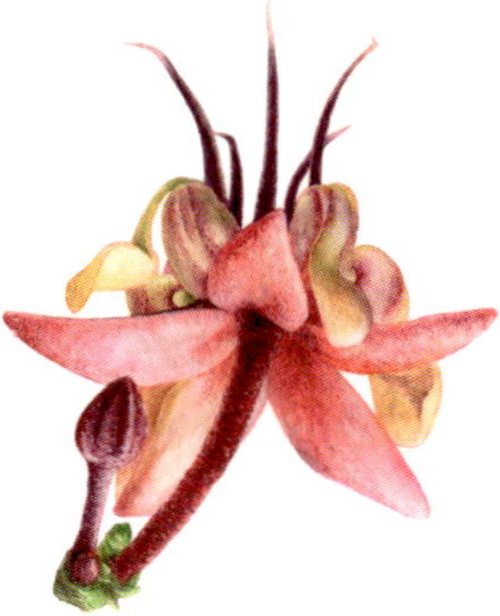

Du bist eingebunden in die ewigen Kreisläufe der Natur, der Welt und des Universums.

Schamanisches MEDIZINRAD

Drinnen wie draußen in der Natur kannst du ein Medizinrad oder ein Mandala für deine Cacao-Zeremonie legen. Das liegende Rad öffnet Dimensionstore und entfaltet eine verbindende Wirkung. Stelle die Trinkgefäße ins Medizinrad, und weihe sie.

Der Kreis gehört zu den ältesten Symbolen, repräsentiert Vollständigkeit und ist heilig wie das Leben selbst. Viele Ureinwohner arbeiten mit seiner magischen Kraft. Das schamanische Medizinrad steht für die Welt, das Universum, die Elemente sowie den Platz, den der einzelne Mensch im großen Ganzen einnimmt. Es ist mehrdimensional und stellt Erde und Himmel, den Lebenszyklus und den Jahreskreislauf dar.

Um das Zentrum hat das Medizinrad vier Abschnitte für die Himmelsrichtungen. Es gibt keinen Anfang und kein Ende, es ist in ewiger Bewegung. Ein Mandala schützt und birgt jedes Wirken auf ähnliche Weise. Gestalte es, wie es sich für dich stimmig anfühlt, aus Naturmaterialien, Cacao-Bohnen oder Edelsteinen. Platziere ein bemaltes Tuch in der Mitte, es fungiert als dein Zentrum.

Lichtvoller SEGEN

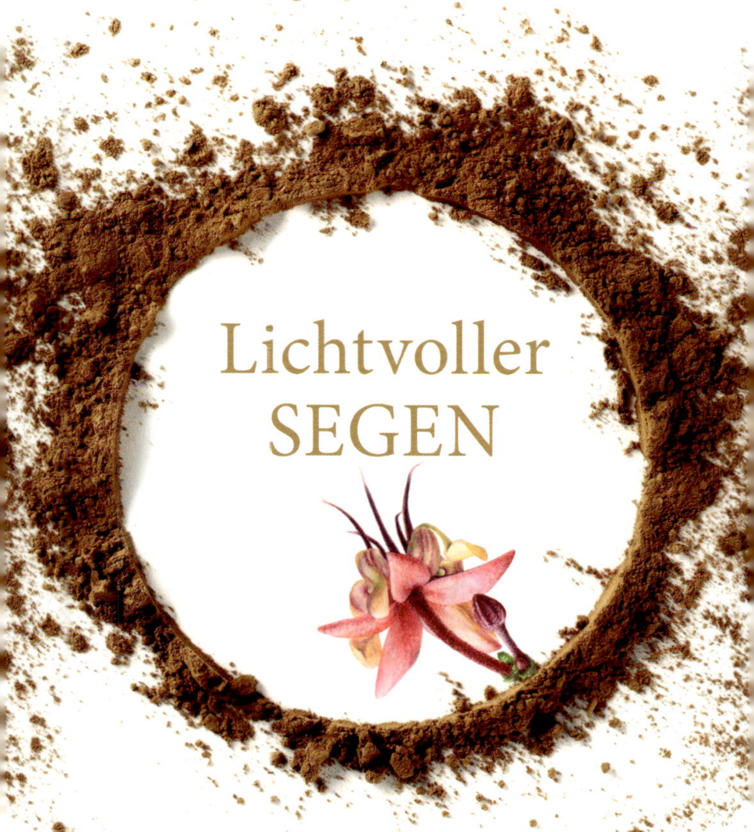

Nimm Segen an, und sprich einen
lichtvollen Segen aus.

Lichtvoller SEGEN

Segenszeremonien und -sprüche sind ein kraftvolles spirituelles Ritual. Sie ermöglichen Wunder in deinem Leben und den Zugang zur Geistigen Welt, zu Schutz, Fülle, Liebe, Trost, Halt und Harmonie. Nutze sie, um dein Ritual lichtvoll zu gestalten und deine Intention zu unterstreichen.

Im Resonanzfeld von Fürsorge, Liebe und Güte richtest du dich und dein Umfeld entsprechend aus und ziehst gleichzeitig Gutes an. Kreiere deinen eigenen Segensspruch, oder nutze folgende:

- »Ich bin gesegnet und dankbar für die Fülle und das Glück in meinem Leben.«
- »Ich sende Segenslicht in die Welt hinaus, sodass alle Wesen in Liebe und Harmonie leben mögen.«
- »Ich vertraue mir und meiner Seelenstimme und bin gesegnet, diese klar wahrnehmen zu können. Danke dafür!«
- »Ich bin jederzeit angebunden an die Geistige Welt und spüre Halt, Trost und Liebe.«
- »Danke! Danke! Danke! So sei es. So ist es.«

LIEGENDER Schmetterling

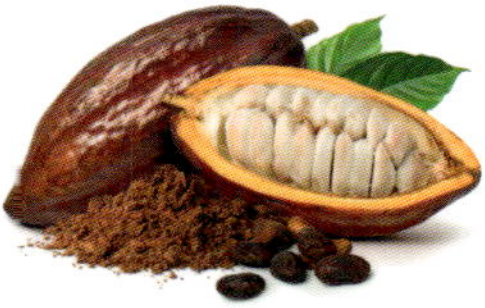

Lasse dich fallen, gib dich hin, und
die Luft wird dich tragen.

LIEGENDER Schmetterling

Die Yin-Yoga-Übung »Liegender Schmetterling« entspannt dich bis tief in deine Faszien hinein. Wärme dich vorher kurz auf.

- Lege Matte, Yoga-Bolster oder eine gerollte Decke bereit.
- Finde einen bequemen Sitz auf deiner Matte mit dem Rücken zu Bolster oder Decke.
- Beuge deine Knie, lege die Fußsohlen aneinander, und schiebe deine Fersen eine Fußlänge vor dein Becken. Lasse deine Beine wie Schmetterlingsflügel entspannt auseinanderfallen. (Du kannst deine Knie seitlich mit Kissen unterstützen.)
- Variante: Strecke deine Beine lang aus.
- Lehne dich langsam zurück auf den Bolster hinter dir.
- Entspanne dich 2–5 Minuten genussvoll. Du kannst deine Arme seitlich fallen lassen, Handrücken auf dem Boden. Gib dich hin. Atme achtsam und tief.

HEILSAME Räucherungen

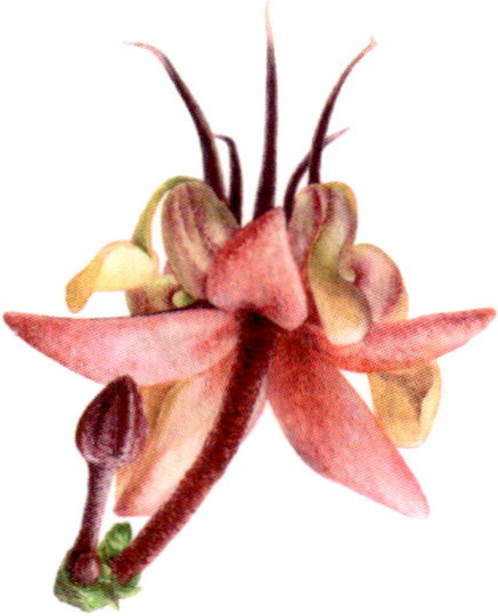

Die Essenz der Pflanzen steht bereit,
dich und dein Anliegen zu unterstützen.

HEILSAME Räucherungen

Räuchern ist ein uraltes Ritual. Es kann beruhigen, entspannen, erden, zentrieren, anregen, vitalisieren, reinigen und klären, Konzentration, Fantasie und Kreativität fördern, den Schlaf verbessern, das Traumbewusstsein stimulieren, Jahreskreisfeste begleiten und Meditationen unterstützen.

Für die Cacao-Zeremonie bieten sich Räucherungen zur Erdung und Herzöffnung an, z.B. mit getrockneten Rosenblütenblättern, Myrrhe, Alantwurzel, Patschuli und Cacao-Schalen. Je nach Anliegen kannst du weitere Kräuter, Harze, Wurzeln und Hölzer nutzen. Mariengras sorgt für eine reine Atmosphäre und unterstützt inneres Loslassen. Salbei bietet sich zur Reinigung verdichteter Energien an. Mädesüß vertreibt negative Gedanken und gibt den Blick nach vorn frei. Es steht für Weissagung, Liebe, fördert die Intuition, verbreitet Fröhlichkeit und kann die Arbeit mit dem Inneren Kind wundervoll unterstützen.

Genieße nach der Räucherung dein Rendezvous mit Mama Cacao. Nach der Zeremonie kannst du erneut räuchern. Kamille wirkt befreiend, reinigt die Aura, besänftigt, schenkt Ruhe und kann bei Segensgebeten eingesetzt werden.

RAUHNÄCHTE
mit Mama Cacao

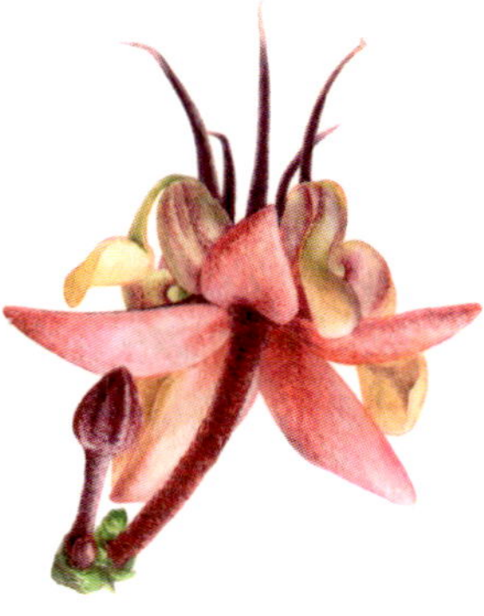

Zelebriere die Schwellenzeit zur Wintersonnenwende mit Mama Cacao, und heiße das neue Jahr willkommen.

RAUHNÄCHTE
mit Mama Cacao

Die Rauhnächte waren traditionell die Zeit, nach innen zu gehen, das Haus auszuräuchern und sich auch geistig auf das Kommende vorzubereiten. Die Einkehr in der dunklen Jahreszeit kann wundervoll genutzt werden, um innezuhalten, Resümee zu ziehen, sich im Kreise Gleichgesinnter auszutauschen, Kraft zu tanken und positiv in das neue Jahr zu starten.

Bei allen Jahreskreisfesten und Übergängen (auch Hochzeiten und Taufen) kannst du eine zeremonielle Tasse Cacao einbinden. Besonders die Rauhnächte, die magischen Tage nach der Wintersonnenwende um Weihnachten herum, bieten sich dazu an. Wir zelebrieren die Rückkehr des Lichts und fragen uns, was wir nicht mehr in das neue Jahr mitnehmen wollen, was weiter gestärkt werden soll und was uns hilft, unser Potenzial zu entfalten.

Mama Cacao unterstützt dich dabei, in den 12 Rauhnächten, die auch für die kommenden 12 Monate stehen, in das Bevorstehende hineinzufühlen und Segen in das neue Jahr zu senden.

Der Weg nach innen – EINE REISE ZU DIR

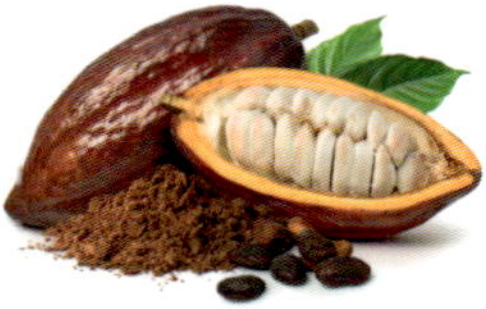

Komme mit deinem wahren Selbst
und deiner Seelenessenz in Berührung.
Spüre dich.

Der Weg nach innen – EINE REISE ZU DIR

Bei sich selbst zu sein, in die Verbindung zu sich selbst zu gehen, ist wichtig. Sonst fühlen wir uns gefangen von dem, was im Außen passiert, uns Energie abzieht und herumwirbelt.

Wenn du lernst, dich wieder zu fokussieren, kannst du den Stürmen des Lebens als neutraler Beobachter begegnen. Du befindest dich dann im Auge des Sturmes. Hier ist es ganz ruhig. Neue Perspektiven entstehen aus dieser Mitte heraus. Es ist ein wundervolles Gefühl, wieder mit sich selbst in Berührung zu kommen. Deine Seele dankt es dir. Lasse alle Ablenkungen außen vor, sei bei dir selbst, gönne dir Ruhe, Raum und Stille. Wann hast du das letzte Mal Zeit mit dir selbst verbracht? Genieße z. B. ein sinnliches Bad.

Mama Cacao bringt dich zurück in dein Herz. Lasse dich führen auf der Reise nach innen. Die Stille und deine Absicht geben die Richtung vor. Du kannst auch eine Gehmeditation in der Natur machen. Nimm alles bewusst wahr und an, sei für dich da.

Zeremonieller CACAO

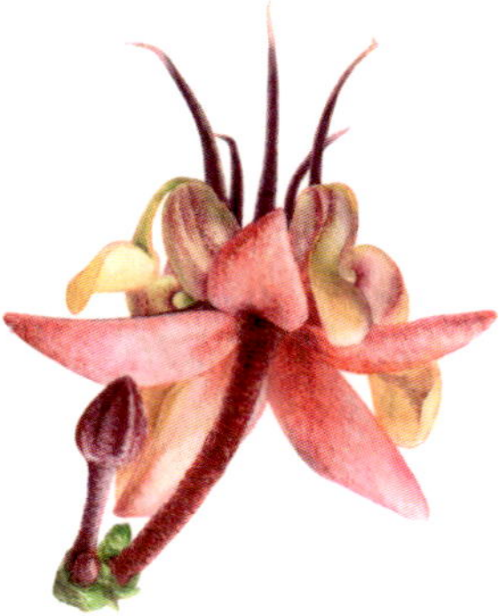

Cacao ist eine heilige Pflanze, der du mit Achtsamkeit begegnen sollst.

Zeremonieller CACAO

Was den zeremoniellen Roh-Cacao ausmacht, sind edle, hochwertige, alte Sorten sowie Umsicht bei Anbau und Herstellung. Cacao war für die Maya, Azteken und Olmeken heilig. In vielen Regionen Südamerikas wird er noch immer von indigenen Bauernfamilien geerntet und ursprünglich verarbeitet. Es gibt Sorten, die im Dschungel oder auf Cacao-Farmen in natürlicher Mischkultur wachsen. Achte darauf, deinen Cacao über faire Wege von Unternehmen zu beziehen, die ihn als Heil- und Kulturgut ansehen.

Cacao enthält Theobromin, hat eine belebende sowie euphorisierende Wirkung und kann dein Herz öffnen. Außerdem finden sich viele gesunde Inhaltsstoffe in ihm, z. B. Eisen, Magnesium und Kalzium. Die Bohnen werden mitsamt Fruchtfleisch aus der Frucht entnommen und fermentiert. Dieser Gärprozess dauert einige Tage, macht den Cacao haltbar und mildert den bitteren Geschmack ab. Dann werden sie in der Sonne getrocknet und eventuell schonend geröstet. Schließlich werden die Schalen achtsam abgelöst, die Bohnen gemahlen und als Rohmasse in Block-, Brocken- oder Dropsform in den Handel gebracht.

Tipps für deine CACAO-ZEREMONIE

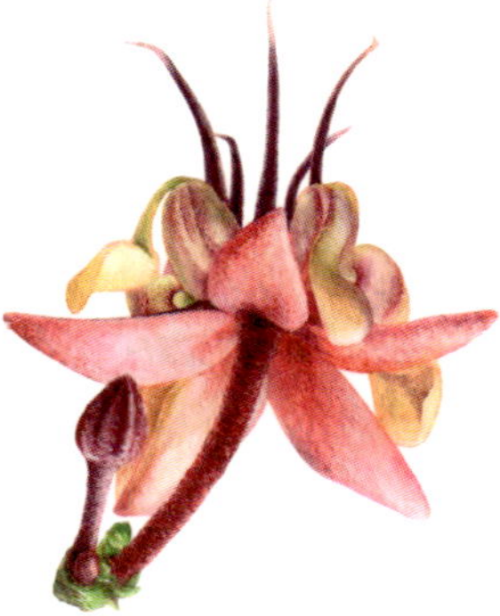

Deine Intention gibt den Weg vor und verleiht dem Ritual Intensität und Bedeutung.

Tipps für deine CACAO-ZEREMONIE

Zeremonien werden genutzt, um Kräfte zu empfangen, zu stärken und zu wandeln. Fühle dich frei, sie nach deinem Anliegen zu gestalten.

- Dein Wunsch gibt den Weg und den Rahmen vor. Mama Cacao stellt sich darauf ein und begleitet deine Zeremonie auf allen Ebenen.
- Dankbarkeit, Akzeptanz, Liebe, Authentizität und Sinnlichkeit verleihen deinem Ritual Intensität und Bedeutung.
- Wichtig ist, dass du dich während der Zeremonie wohlfühlst. Wähle den Raum sowie den Kreis von Menschen, die teilnehmen, entsprechend aus.
- Sei freundlich und liebevoll zu dir, lächle! Achte auf deine körperlichen Empfindungen. Du musst nicht austrinken, wenn dein Körper signalisiert, dass es ausreicht.
- Verwende ein schönes, besonderes Gefäß für deinen Cacao. Damit unterstreichst du die Bedeutung deiner Zeremonie.

SCHAMANISCHE Trommelrhythmen und Klänge

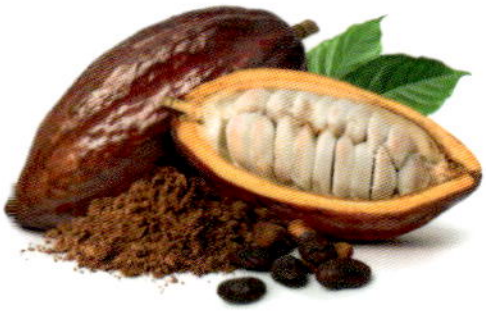

Dein Herzschlag ist der Rhythmus
des Lebens und der Takt deiner Seele.

SCHAMANISCHE Trommelrhythmen und Klänge

Musik und Klang machen etwas mit uns. Der rhythmische Herzschlag der Mutter ist das erste Geräusch, das wir vernehmen. Daher lässt der gleichmäßige, monotone Schlag einer schamanischen Trommel uns in die Tiefe unserer Seele und unseres Seins reisen.

Mit einer Frequenz von 180–240 Schlägen pro Minute gelangst du in einen meditativen Trancezustand, der dir die Möglichkeit gibt, in die mystischen Welten schamanischer Seelenreisen einzutauchen. Der Verstand kommt zur Ruhe, Unbewusstes kann hervorgeholt und gesehen werden, um es zu wandeln. Du erreichst mit zeremoniellem Cacao und schamanischen Trommelrhythmen besonders leicht einen erhöhten Bewusstseinszustand.

Auch Klangschalen und andere Klanginstrumente helfen, eine tiefe Verbindung zu spüren und Blockaden zu lösen. Entspannung und Loslassen sind wertvolle Möglichkeiten, wieder in die eigene Kraft und Balance zu kommen. Nutze Rhythmen und Musik auch in kurzen Auszeiten.

Reise zu deinen KOSMISCHEN ELTERN

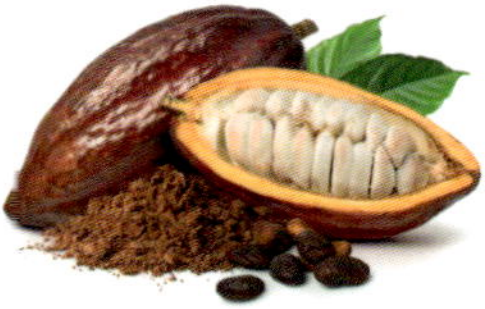

Der Kosmos liebt dich bedingungslos
und über alle Inkarnationen hinweg.

Reise zu deinen KOSMISCHEN ELTERN

Lege oder setze dich gemütlich zu entspannender Musik hin. Schließe deine Augen, und bereite dich darauf vor, deinen kosmischen Eltern zu begegnen. Halte deine linke Hand nach vorn, die Handfläche nach oben. Eine wunderschöne, weiße Feder liegt darin und nimmt dich mit auf eine Reise.

Wie von selbst wirst du fortgetragen. Immer leichter fühlst du dich, schwerelos. Kosmische Stille und universelle Liebe hüllen dich ein. Du schwebst im blauen Sternenall. Lasse deine linke Hand wieder sinken. Hinter dir treten nun deine kosmischen Eltern in dein Feld. Du spürst ihre bedingungslose Liebe und Fürsorge. Lasse dich davon berühren.

Sie begleiten dich über die Inkarnationen hinweg und stellen den kosmisch-weiblichen und -männlichen Anteil dar. Du bist jetzt angekommen und wirst an deine Ursprungsenergie erinnert. Deine kosmischen Eltern umarmen dich. Stelle ihnen Fragen, die du auf dem Herzen hast. Sie können dir mehr über deinen Inkarnationsplan und deine Seelenfamilie mitteilen. Kehre im Anschluss zurück, indem du ihnen die Feder gibst. Öffne langsam wieder deine Augen.

Deine HERZENS-VISION

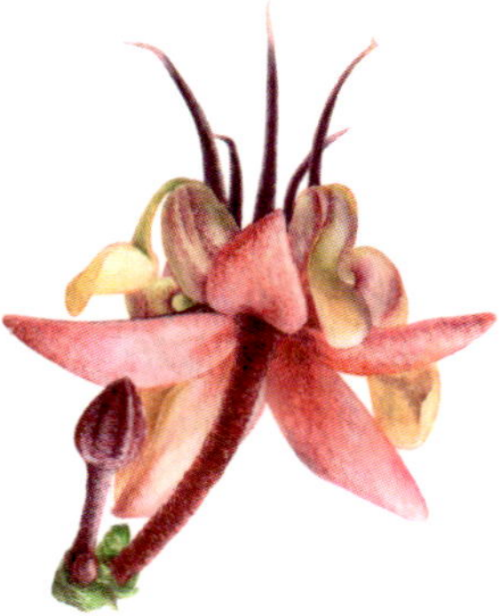

Erlaube dir, deine Herzensvision zu sehen,
um sie in der Realität wahr werden zu lassen.

Deine HERZENSVISION

Halte den warmen Cacao-Becher vor deine Brust, und nimm einige Schlucke des köstlichen Getränks. Stelle ihn beiseite, schließe deine Augen, und fühle, wie dein Herz ganz weit wird und du in der Liebe bist. Lege eine Hand auf deinen Herzbereich, und spüre die Wärme. Du bist getragen.

Erlaube dir, deine Herzensvision vor deinem inneren Auge zu sehen, und lasse die Bilder detaillierter werden. Ohne Einschränkung und ohne Bedingung: Was begeistert dich? Wofür schlägt dein Herz? Wobei fühlst du Liebe? Dein Seelenplan zeigt sich als Herzenswunsch. Hauche den Bildern Leben ein, sei dankbar für diese Vision und dafür, dass sie längst in dir ist. Schiebe Zweifel und negative Gedanken zur Seite, und betrachte die Pracht deiner Herzenssehnsucht!

Schaue jedes Detail an, und fühle dich damit verbunden. Nimm an, dass alles bereits da und auf dem Weg zu dir ist. Bleibe in dieser Gewissheit und Selbstverständlichkeit. Bedanke dich, und komme in deinem Tempo zurück ins Hier und Jetzt. Öffne deine Augen.

Dankbarkeits-RITUAL

Du kannst dieses Ritual für dich allein oder im größeren Kreis begehen. Lege einen Stift, ein besonderes Glas und getrocknete Lorbeerblätter bereit. Beginne deine Cacao-Zeremonie mit der achtsamen Zubereitung, und übergib deine Intention für das Dankbarkeitsritual an Mama Cacao.

Gestalte einen heiligen Raum, indem du z. B. ein Räucherstäbchen anzündest. Erlebe das Ritual mit allen Sinnen, und spüre in dich hinein, wofür du dankbar bist. Sobald die ersten Begriffe kommen, schreibe sie jeweils auf ein Lorbeerblatt. Lege diese in dein »Fülle-Glas« hinein. Genieße mit langsamen Schlucken den Cacao, und fühle erneut in deinen Herzraum hinein.

Schreibe weitere Begriffe auf, bis du den Impuls verspürst, dass alles notiert ist. Verschließe das Glas, und verziere es. Sollten die Blätter irgendwann nicht mehr ansehnlich sein, verräuchere sie in einer Zeremonie, und beginne, ein neues Glas zu füllen. Lorbeer stärkt und klärt, fördert Visionen und Ideen. Betrachte immer wieder das Glas, um dir vor Augen zu führen, für wie viele Dinge du dankbar sein kannst und welche Fülle in deinem Leben ist.

Dankbarkeits-
RITUAL

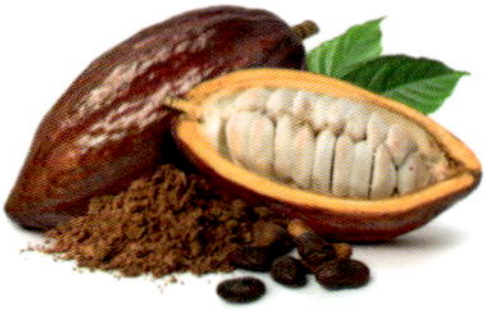

Dankbarkeit für die kleinen und großen
Dinge im Leben macht die Fülle
um dich herum sichtbar.